Rhythmologie

Herausgegeben von:

Vorstand der Deutschen Gesellschaft für Kardiologie —
Herz- und Kreislaufforschung e.V.

Bearbeitet von:
Lars Eckardt (Münster), Martin Bergmann (Hamburg),
Christian A. Perings (Lünen)

im Auftrag der Kommission für Klinische Kardiovaskuläre Medizin

I. Kardiopulmonale Reanimation (2021)

II. Vorhofflimmern (2020)

III. Supraventrikuläre Tachykardien (2019)

IV. Synkope (2018)

V. Ventrikuläre Arrhythmien (2022)

VI. Schrittmacher/ICD/CRT (2021)

VII. Schwangerschaft (2018)

VIII. Sport und Arrhythmien (2020)

IX. Fahreignung (2023)

1. Deutsche Gesellschaft für Kardiologie – Herz- und Kreislaufforschung e.V. (2021) Pocket-Leitlinie Kardiopulmonale Reanimation, Version 2021. Börm Bruckmeier Verlag GmbH, Grünwald

2. Deutsche Gesellschaft für Kardiologie – Herz- und Kreislaufforschung e.V (2021) ESC Pocket Guidelines. Diagnose und Behandlung von Vorhofflimmern, Version 2020. Börm Bruckmeier Verlag GmbH, Grünwald Kurzfassung der „2020 ESC Guidelines for the diagnosis and management of atrial fibrillation" (European Heart Journal; 2020 – doi/10.1093/eurheartj/ehaa612)

3. Deutsche Gesellschaft für Kardiologie – Herz- und Kreislaufforschung e.V. (2020) ESC Pocket Guidelines. Supraventrikuläre Tachykardien, Version 2019. Börm Bruckmeier Verlag GmbH, Grünwald Kurzfassung der „2019 ESC Guidelines for the management of patients with supraventricular Tachycardia" (European Heart Journal; 2019 – doi/10.1093/eurheartj/ehz467)

4. Deutsche Gesellschaft für Kardiologie – Herz- und Kreislaufforschung e.V. (2019) ESC Pocket Guidelines. Diagnose und Management von Synkopen, Version 2018. Börm Bruckmeier Verlag GmbH, Grünwald Kurzfassung der „2018 ESC Guidelines for the diagnosis and management of syncope" (European Heart Journal; 2018 – doi/10.1093/eurheartj/ehy037)

5. Deutsche Gesellschaft für Kardiologie – Herz- und Kreislaufforschung e.V. (2023) ESC Pocket Guidelines. Ventrikuläre Arrhythmien und Prävention des plötzlichen Herztodes (Version 2022). Börm Bruckmeier Verlag GmbH, Grünwald Kurzfassung der „2022 ESC Guidelines for the management of patients with ventricular arrhythmias and the prevention of sudden cardiac death"

6. 2023 ESC Guidelines for the management of cardiomyopathies: Developed by the task force on the management of cardiomyopathies of the European Society of Cardiology (ESC) European Heart Journal, ehad194, https://doi.org/10.1093/eurheartj/ehad194

7. Deutsche Gesellschaft für Kardiologie – Herz- und Kreislaufforschung e.V. (2022) ESC Pocket Guidelines. Schrittmacher- und kardiale Resynchronisationstherapie, Version 2021. Börm Bruckmeier Verlag GmbH, Grünwald
Kurzfassung der „2021 ESC Guidelines on cardiac pacing and cardiac resynchronization therapy" (European Heart Journal; 2021 – doi/10.1093/eurheartj/ehab364)

8. Deutsche Gesellschaft für Kardiologie – Herz- und Kreislaufforschung e.V. (2019) ESC Pocket Guidelines. Kardiovaskuläre Erkrankungen in der Schwangerschaft, Version 2018. Börm Bruckmeier Verlag GmbH, Grünwald
Kurzfassung der „2018 ESC Guidelines for the management of cardiovascular diseases during pregnancy" (European Heart Journal; 2018 – doi/10.1093/eurheartj/ehy340)

9. Deutsche Gesellschaft für Kardiologie – Herz- und Kreislaufforschung e.V. (2021) ESC Pocket Guidelines. Sportkardiologie und körperliches Training für Patienten mit kardiovaskulären Erkrankungen, Version 2020. Börm Bruckmeier Verlag GmbH, Grünwald
Kurzfassung der „2020 ESC Guidelines on sports cardiology and exercise in patients with cardiovascular disease" (European Heart Journal; 2020 – doi/10.1093/eurheartj/ehaa605)

10. Deutsche Gesellschaft für Kardiologie – Herz- und Kreislaufforschung e.V. (2023) Pocket-Leitlinien. Fahreignung bei kardiovaskulären Erkrankungen, Version 2023. Börm Bruckmeier Verlag GmbH, Grünwald

Inhalt

I. Kardiopulmonale Reanimation

Basisreanimation und Anwendung Automatischer Externer Defibrillator (AED)

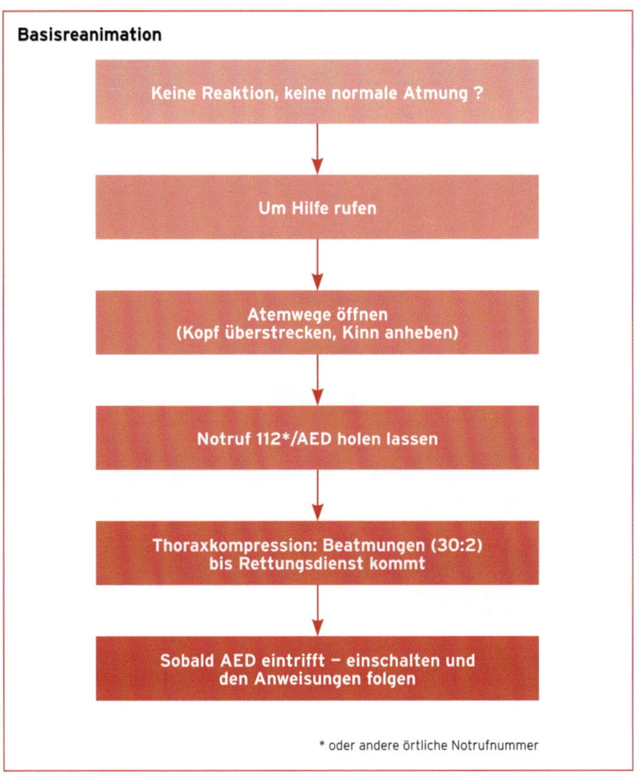

AED = Automatischer Externer Defibrillator

[1] DGK Pocket-Leitlinien. Kardiopulmonale Reanimation, Version 2021, S. 7, Abbildung 2.

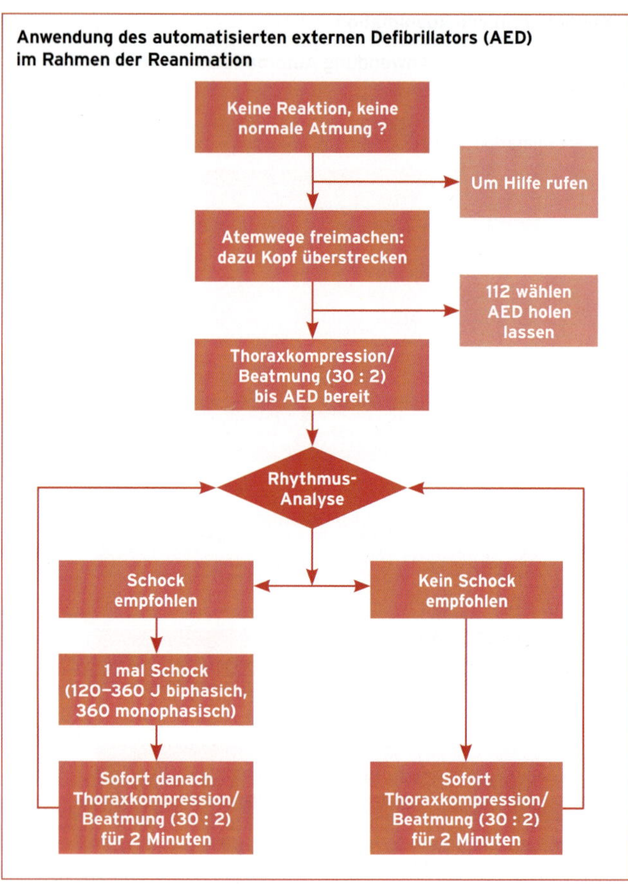

AED = Automatischer Externer Defibrillator

[1] DGK Pocket-Leitlinien. Kardiopulmonale Reanimation, Version 2021, S. 12, Abbildung 7.

Erweiterte Reanimationsmaßnahmen mit Notarzt-/Klinikressourcen

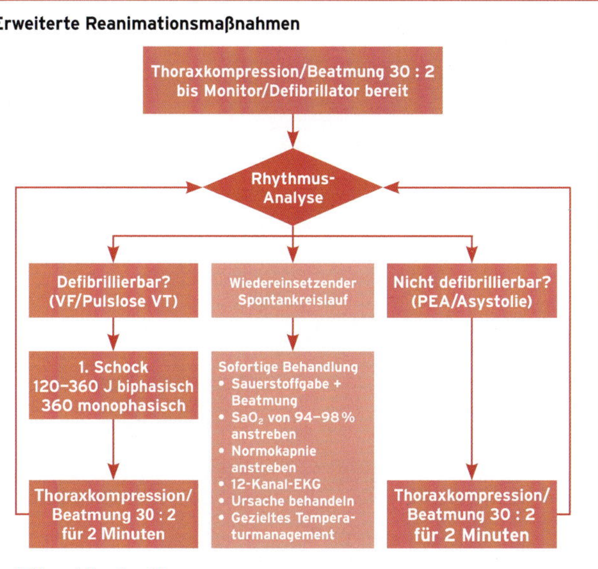

Während Reanimation:
- korrekte Thoraxkompression; Rate, Tiefe, Entlastung
- Handlung planen vor CPR-Unterbrechung
- Sauerstoff geben
- Atemwegssicherung + Kapnographie
- Thoraxkompression ohne Unterbrechung, wenn Atemweg gesichert
- Gefäßzugang intravenös/intraossär
- Adrenalin/Amiodaron nach 3. vergeblichem Schock
- Reversible Ursachen behandeln
- Erwäge: Echo, mechan. CPR-Hilfen, PCI, Extrakorporaler Life Support (ECLS)

CPR = kardiopulmonale Reanimation; Echo = Echokardiographie; PCI = perkutane Koronarintervention; PEA = Pulslose elektrische Aktivität; VF = Kammerflimmern; VT = Kammertachykardie

[1] DGK Pocket-Leitlinien. Kardiopulmonale Reanimation, Version 2021, S. 17, Abbildung 9.

"""

Therapiealgorithmus bei Bradykardie

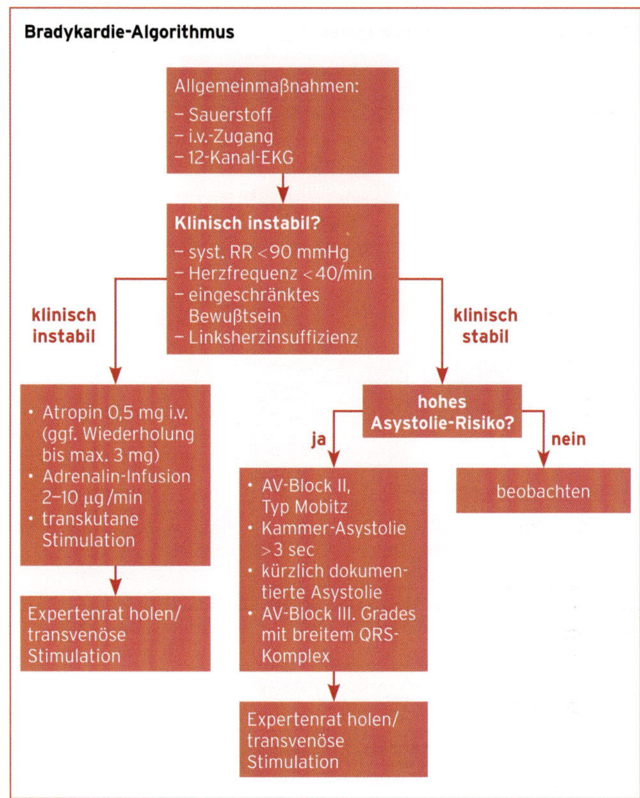

AV = atrioventrikulär; EKG = Elektrokardiogramm; i.v. = intravenös; RR = Blutdruck; syst. = systolisch

[1] DGK Pocket-Leitlinien. Kardiopulmonale Reanimation, Version 2021, S. 24, Abbildung 10.

Therapiealgorithmus bei tachykarder Rhythmusstörung

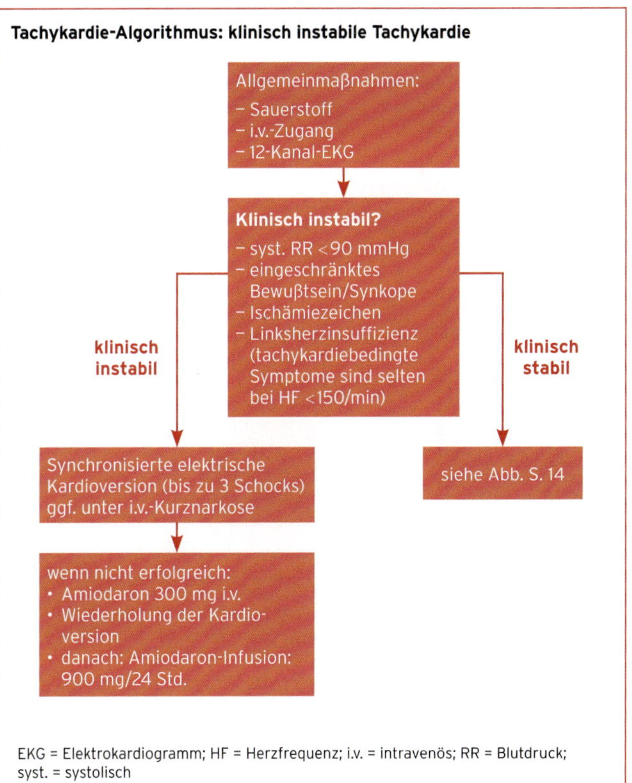

[1] DGK Pocket-Leitlinien. Kardiopulmonale Reanimation, Version 2021, S. 26, Abbildung 11a.

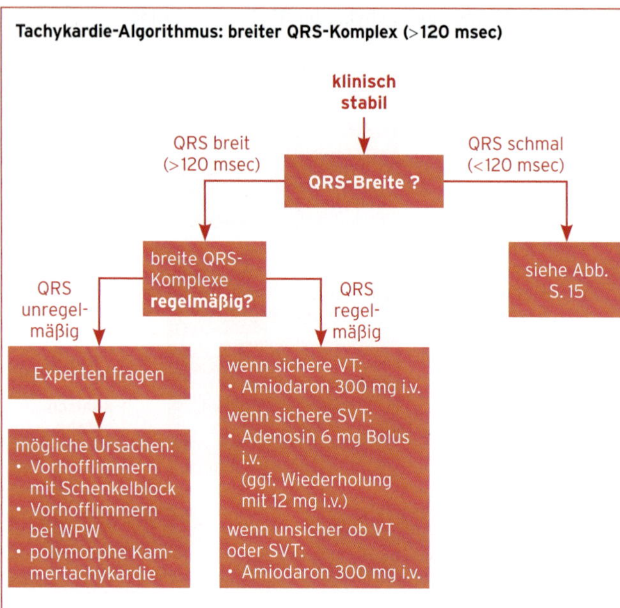

[1] DGK Pocket-Leitlinien. Kardiopulmonale Reanimation, Version 2021, S. 28, Abbildung 11b.

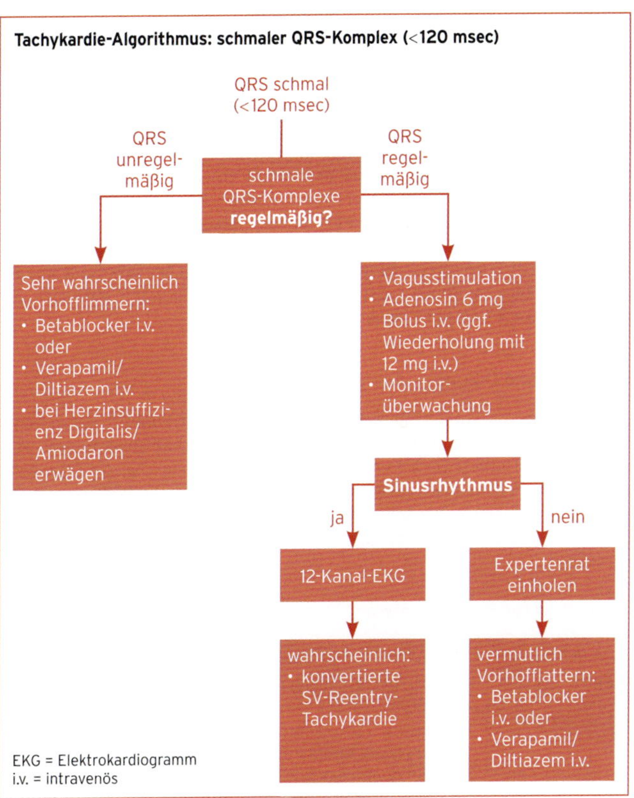

[1] DGK Pocket-Leitlinien. Kardiopulmonale Reanimation, Version 2021, S. 29, Abbildung 11c.

II. Vorhofflimmern (AF)

Einleitung

Vorhofflimmern (AF) stellt eine erhebliche Belastung für Patienten, Ärzte und Gesundheitssysteme dar. Die Komplexität von AF erfordert eine facettenreiche, ganzheitliche und multidisziplinäre Herangehensweise. In den letzten Jahren wurden bei der Erkennung und dem Management von AF erhebliche Fortschritte erzielt. Diese neuen Erkenntnisse wurden in diese 3. Auflage der Leitlinien der European Society of Cardiology (ESC) zum Vorhofflimmern integriert. Um die multidisziplinären Beiträge zur Behandlung von Patienten mit Vorhofflimmern und zur Interpretation neuer Erkenntnisse zu berücksichtigen, gehören der Task Force Kardiologen mit unterschiedlichen Subspezialisierungen, Herzchirurgen, Methodologen und spezialisierte Gesundheitspfleger an.

Definition und Diagnose des Vorhofflimmerns

Die Definition von Vorhofflimmern erfordert eine Herzrhythmus-Dokumentation mittels Elektrokardiogramm (EKG)-Ableitung, die das Vorhofflimmern zeigt. Verschiedene implantierte Geräte und tragbare Monitore ermöglichen die Erkennung von atrialen Hochfrequenzepisoden (AHRE)/subklinischem Vorhofflimmern. Die korrekte Definition von klinischem Vorhofflimmern und Abgrenzung zu AHRE ist wichtig, um Missverständnisse, Fehlklassifikationen und inkorrekte Behandlung zu vermeiden.

Definition von Vorhofflimmern	
	Definition
AF	Eine supraventrikuläre Tachyarrhythmie mit unkoordinierter elektrischer Aktivierung des Vorhofs und folglich ineffektiver Vorhofkontraktion. *Zu den elektrokardiographischen Merkmalen des Vorhofflimmerns gehören:* • Unregelmäßige R-R-Intervalle (wenn die atrioventrikuläre Erregungsleitung nicht beeinträchtigt ist), • Fehlen deutlicher sich wiederholender P-Wellen und • Unregelmäßige Aktivierungen des Vorhofs.

	Derzeit verwendete Begriffe
Klinisches AF	*Symptomatisches oder asymptomatisches Vorhofflimmern, das durch ein Oberflächen-EKG dokumentiert ist.* Die Mindestdauer einer EKG-Untersuchung des Vorhofflimmerns, die zur Stellung der Diagnose eines klinischen Vorhofflimmerns erforderlich ist, beträgt mindestens 30 Sekunden oder ein vollständiges 12-Kanal-EKG.
AHRE, subklinisches Vorhof-flimmern	Bezieht sich auf Personen *ohne auf Vorhofflimmern zurückzuführende Symptome, bei denen zuvor KEIN klinisches Vorhofflimmern festgestellt wurde (d. h. es gibt keine Oberflächen-EKG-Aufzeichnung von Vorhofflimmern).* **AHRE** – Ereignisse, die programmierte oder spezifizierte Kriterien für AHRE erfüllen und von CIEDs mit einer atrialen Ableitung erkannt werden, die eine automatische kontinuierliche Überwachung des Vorhofrhythmus und die Speicherung der Ableitungen/Elektrogramme ermöglichen. Mit CIEDs aufgezeichnete AHRE müssen visuell überprüft werden, da manche AHRE elektrische Artefakte und somit falsch-positiv sein können. **Subklinisches Vorhofflimmern** umfasst AHRE, die als Vorhofflimmern, AFLa oder eine AT bestätigt wurden, oder Vorhofflimmer-Episoden, die durch einen implantierbaren Herzmonitor oder ein Wearable-Überwachungsgerät erkannt und durch visuell überprüfte intrakardiale Elektrogramme oder EKG-aufgezeichneten Rhythmus bestätigt wurden.

©ESC

[2] ESC Pocket Guidelines. Diagnose und Behandlung von Vorhofflimmern, Version 2020, S. 6–7.

Management des Vorhofflimmerns

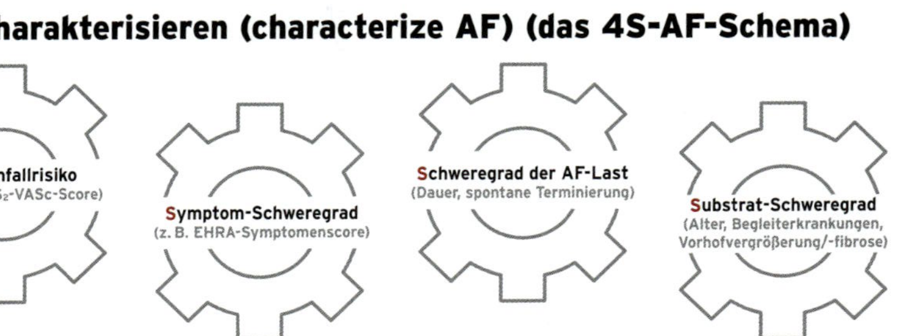

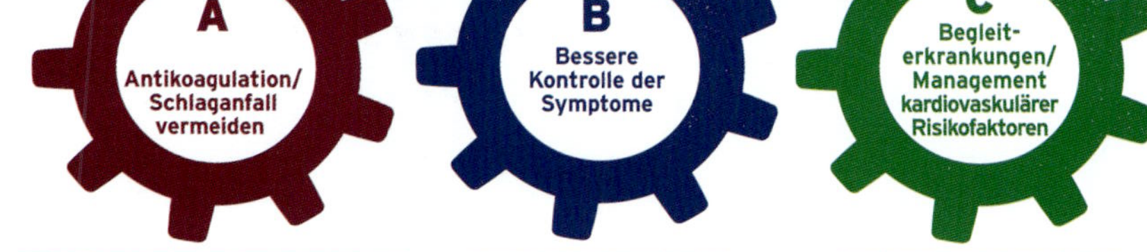

AAD = Antiarrhythmikum; AF = Vorhofflimmern; CHA$_2$DS$_2$-VASc = Herzinsuffizienz, Hypertonie, Alter ≥75 Jahre, Diabetes mellitus, Schlaganfall, vaskuläre Erkrankung, Alter 65–74 Jahre, weibliches Geschlecht; KV = Kardioversion; EHRA = European Heart Rhythm Association; EKG = Elektrokardiogramm; TTR = Zeit im therapeutisch wirksamen Bereich; VKA = Vitamin-K-Antagonist.

©ESC

[2] ESC Pocket Guidelines. Diagnose und Behandlung von Vorhofflimmern, Version 2020, S. 82-83, Zentrale Abbildung.

Symptomatik

EHRA-Klassifikation der Vorhofflimmer-Symptomatik		
EHRA-Score	**Symptome**	**Beschreibung**
1	keine	AF verursacht keinerlei Beschwerden.
2a	leicht	Normale Alltagstätigkeit ist durch AF-bezogene Symptome nicht beeinträchtigt.
2b	mittelschwer	Normale Alltagstätigkeit ist durch AF-bezogene Symptome nicht beeinträchtigt, aber Patienten sind durch die Symptome beunruhigt.
3	schwer	Normale Alltagstätigkeit ist durch AF-bezogene Symptome beeinträchtigt.
4	behindernd	Normale Alltagstätigkeit ist nicht mehr möglich.

©ESC

AF = Vorhofflimmern.

[2] ESC Pocket Guidelines. Diagnose und Behandlung von Vorhofflimmern, Version 2020, S. 18, Tabelle 2.

Schlaganfall-Risikostratifikation

CHA$_2$DS$_2$-VASc-Score		
Risikofaktoren und Definitionen		**Punkte**
C	**Herzinsuffizienz** Herzinsuffizienz oder objektive Hinweise auf eine mittelschwere bis schwere LV-Dysfunktion oder hypertrophe Kardiomyopathie	1
H	**Bluthochdruck** oder unter antihypertensiver Therapie	1
A	**Alter 75 Jahre oder älter**	2
D	**Diabetes mellitus:** Behandlung mit oralen Antidiabetika und/ oder Insulin oder Nüchtern-Blutzucker >125 mg/dl (7 mmol/l)	1
S	**Schlaganfall** Frühere Schlaganfälle, TIA oder Thromboembolien	2
V	**Gefäßerkrankung** Angiographisch signifikante KHK, vorausgegangener MI, PAE oder Plaque in der Aorta	1
A	**Alter 65–74 Jahre**	1
Sc	**Geschlechtskategorie (weiblich)**	1
Maximale Punktzahl		9

©ESC

KHK = koronare Herzkrankheit; MI = Myokardinfarkt; PAE = periphere arterielle Erkrankung; TIA transitorische ischämische Attacke.

[2] ESC Pocket Guidelines. Diagnose und Behandlung von Vorhofflimmern, Version 2020, S. 21, Tabelle 3.

Blutungsrisiko

Klinische Risikofaktoren im HAS-BLED-Score	
Risikofaktoren und Definitionen	**Punkte**
H **Unkontrollierter Bluthochdruck** Systolischer Blutdruck >160 mmHg	1
A **Abnorme Nieren- und/oder Leberfunktion** Dialyse, Transplantation, Serumkreatinin >200 µmol/l, Leberzirrhose, Bilirubin > x2 ULN, AST/ALT/ALP > x3 ULN	1 Punkt für jede
S **Schlaganfall** Frühere ischämische oder hämorrhagische[a] Schlaganfälle	1
B **Blutungsgeschichte oder -veranlagung** Frühere schwere Blutung oder Anämie oder schwere Thrombozytopenie	1
L **Labile INR[b]** TTR <60 % bei Patienten unter VKA	1
E **Ältere Menschen** Alter >65 Jahre oder extreme Gebrechlichkeit	1
D **Medikamente oder übermäßiger Alkoholkonsum** Begleitende Einnahme von Thrombozytenaggregations- hemmern oder nicht-steroidalen Entzündungshemmern und/oder exzessiver Alkoholkonsum[c]	1 Punkt für jede
Maximale Punktzahl	9

©ESC

ALP = alkalische Phosphatase; ALT = Alanin-Aminotransferase; AST = Aspartat-Amino-
transferase; HAS-BLED = Hypertonie, schwer gestörte Leber- oder Nierenfunktion, Schlaganfall, Blutung oder Blutungsneigung, Labiler INR, Alter > 65 Jahre, Medikamente, wie z.B.
nichtsteroidale Antirheumatika, oder Alkohol; INR = Internationale normalisierte Ratio;
ULN = oberer Referenzwert (upper limit of normal); VKA = Vitamin-K-Antagonist.

[a] Hämorrhagischer Schlaganfall würde auch unter dem „B"-Kriterium 1 Punkt erreichen.

[b] Nur relevant, wenn der Patient einen VKA erhält.

[c] Alkohol im Übermaß oder -missbrauch bezieht sich auf einen hohen Konsum
(z.B. >8 Einheiten pro Woche), bei dem nach ärztlicher Einschätzung eine Auswirkung auf
die Gesundheit oder das Blutungsrisiko besteht.

[2] ESC Pocket Guidelines. Diagnose und Behandlung von Vorhofflimmern, Version 2020,
S. 24, Tabelle 5.

Zusammenfassung der Risikofaktoren für das Auftreten von Vorhofflimmern

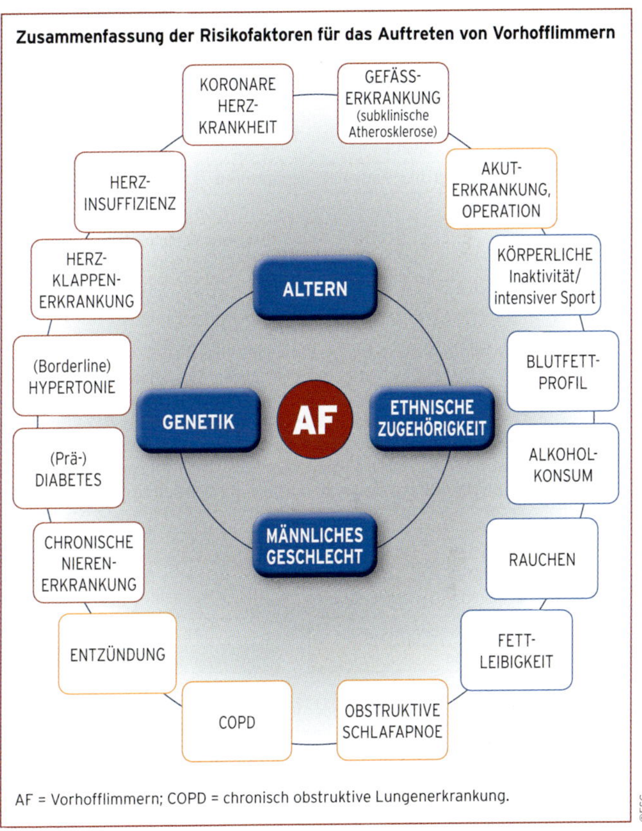

[2] ESC Pocket Guidelines. Diagnose und Behandlung von Vorhofflimmern, Version 2020, S. 11, Abbildung 2.

Schlaganfallprävention

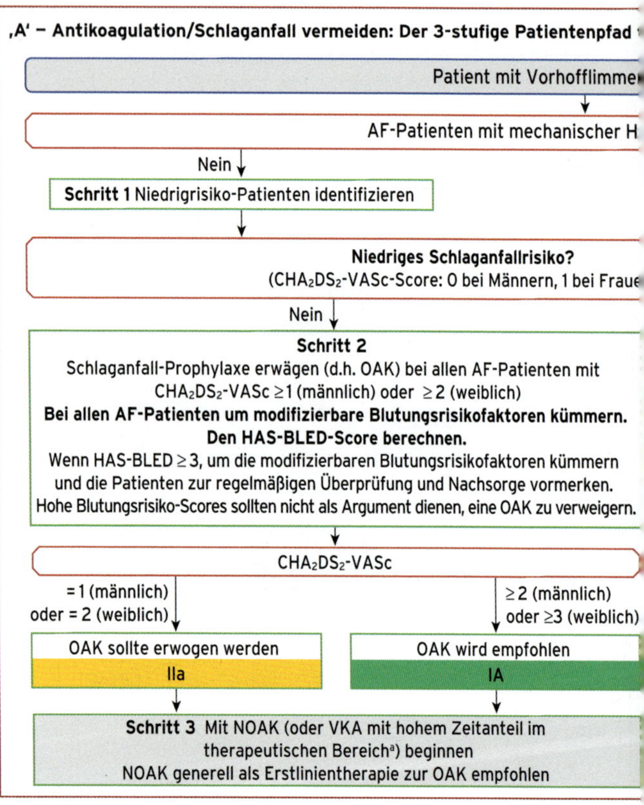

[2] ESC Pocket Guidelines. Diagnose und Behandlung von Vorhofflimmern, Version 2020, S. 26–27, Abbildung 6.

ommt für Orale Antikoagulation infrage

ppenprothese oder mittelgradiger/höhergradiger Mitralstenose?

↓ Ja

VKA mit hohem Zeitanteil im therapeutischen Bereich
(INR-Zielbereich abhängig von Art der Klappenläsion oder -prothese)

↓ Ja

Keine antithrombotische Behandlung

AF = Vorhofflimmern; CHA_2DS_2-VASc = Herzinsuffizienz, Hypertonie, Alter ≥75 Jahre, Diabetes mellitus, Schlaganfall, vaskuläre Erkrankung, Alter 65–74 Jahre, weibliches Geschlecht; HAS-BLED = Hypertonie, schwer gestörte Nieren-/Leberfunktion, Schlaganfall, Blutungsvorgeschichte oder -neigung, Labile INR, Alter >65 Jahre, Medikamente, wie z. B. nichtsteroidale Antirheumatika, oder Alkohol; INR = Internationale normalisierte Ratio; NOAK = nicht-VKA orale Antikoagulanzien; OAK = orale Antikoagulanzien; SAMe-TT_2R_2 = Geschlecht (weiblich), Alter (< 60 Jahre), Anamnese, Behandlung, Tabakkonsum, Ethnische Zugehörigkeit (nicht-kaukasisch); TTR = Zeit im therapeutisch wirksamen Bereich; VKA = Vitamin-K-Antagonist.

[a] Wenn ein VKA in Erwägung gezogen wird, den SAMe-TT_2R_2-Score berechnen: wenn der Score 0–2 beträgt, kann eine VKA-Behandlung (z. B. Warfarin) oder NOAK in Betracht gezogen werden; wenn der Score >2 ist, sollte eine regelmäßige Überprüfung/häufige INR-Kontrolle/ Beratung für VKA-Benutzer organisiert werden, um eine gute Antikoagulationskontrolle zu unterstützen, oder stattdessen die Verwendung von NOAK erneut in Erwägung gezogen werden; TTR idealerweise >70 %.

NOAKs

Dosisauswahlkriterien für NOAK				
	Dabigatran	**Rivaroxaban**	**Apixaban**	**Edoxaban**
Standard-Dosis	150 mg 2x täglich	20 mg 1x täglich	5 mg 2x täglich	60 mg 1x täglich
Niedrigere Dosis	110 mg 2x täglich			
Reduzierte Dosis		15 mg 1x täglich	2,5 mg 2x täglich	30 mg 1x täglich
Kriterien für eine Dosisreduzierung	Dabigatran 110 mg 2x täglich bei Patienten mit: ❯ Alter ≥80 Jahre ❯ Begleitende Anwendung von Verapamil, oder ❯ Erhöhtes Blutungsrisiko	CrCl 15–49 ml/min	Mindestens 2 von 3 Kriterien: ❯ Alter ≥80 Jahre, ❯ Körpergewicht ≤60 kg oder ❯ Serumkreatinin ≥1,5 mg/dl (133 µmol/l) oder ❯ GFR 15–29 ml/min*	Wenn einer der folgenden Punkte zutrifft: ❯ CrCl 15–50 ml/min, ❯ Körpergewicht ≤60 kg, ❯ Begleitende Anwendung von Dronedaron, Ciclosporin, Erythromycin oder Ketoconazol

©ESC

* nach den Angaben in der Fachinformation zu Apixaban.
CrCl = Kreatinin-Clearance; GFR = glomeruläre Filtrationsrate.

[2] ESC Pocket Guidelines. Diagnose und Behandlung von Vorhofflimmern, Version 2020, S. 31, Tabelle 7.

Nicht-medikamentöse Schlaganfallprohylaxe (LAA Verschluss)

Empfehlungen zur Okklusion oder Exklusion des LAA		
Empfehlungen	**Empf.-grad**	**Evidenz-grad**
Der LAA-Verschluss zur Schlaganfall-Prävention kann bei AF-Patienten mit Kontraindikation gegen eine Langzeit-Antikoagulation (z.B. intrakranielle Blutungen ohne reversible Ursache) erwogen werden.	IIb	B
Ein chirurgischer Verschluss oder eine Exklusion des LAA kann zur Schlaganfall-Prävention bei AF-Patienten erwogen werden, die sich einer Herzoperation unterziehen.	IIb	C

©ESC

untere Tabelle aus PLL Vorhofflimmern (2020), S. 30

[2] ESC Pocket Guidelines. Diagnose und Behandlung von Vorhofflimmern, Version 2020, S. 30.

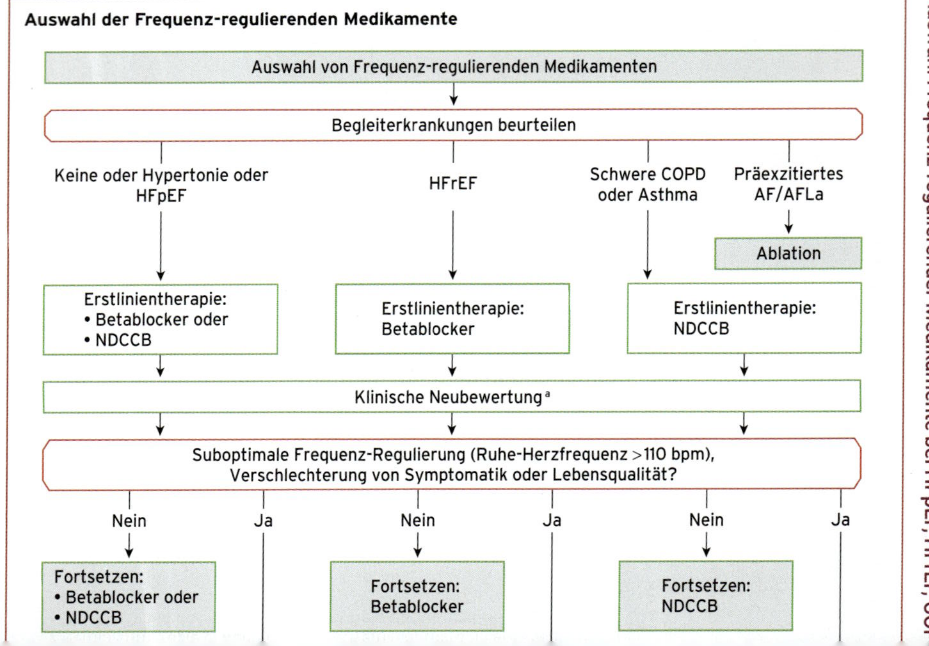

Auswahl der Frequenz-regulierenden Medikamente
Auswahl von Frequenz-regulierenden Medikamenten
Begleiterkrankungen beurteilen
Keine oder Hypertonie oder HFpEF
HFrEF
Schwere COPD oder Asthma
Präexzitiertes AF/AFLa
Ablation
Erstlinientherapie:
• Betablocker oder
• NDCCB
Erstlinientherapie:
Betablocker
Erstlinientherapie:
NDCCB
Klinische Neubewertung a
Suboptimale Frequenz-Regulierung (Ruhe-Herzfrequenz >110 bpm), Verschlechterung von Symptomatik oder Lebensqualität?
Nein
Ja
Nein
Ja
Nein
Ja
Fortsetzen:
• Betablocker oder
• NDCCB
Fortsetzen:
Betablocker
Fortsetzen:
NDCCB

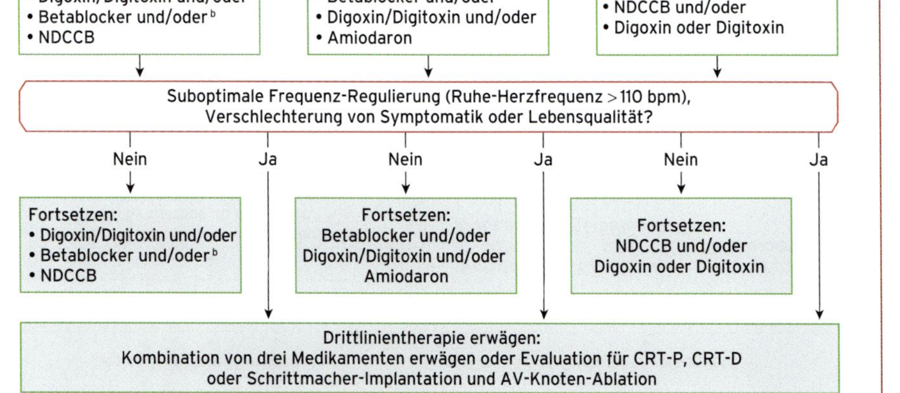

AF = Vorhofflimmern; AFLa = Vorhofflattern; COPD = chronisch obstruktive Lungenerkrankung; CRT-D = kardiale Resynchronisationstherapie mit Defibrillator; CRT-P = kardiale Resynchronisationstherapie mit Schrittmacher; HFpEF = Herzinsuffizienz mit erhaltener Ejektionsfraktion; HFrEF = Herzinsuffizienz mit reduzierter Ejektionsfraktion; NDCCB = Nicht-Dihydropyridin-Calciumantagonist.

[a] Die klinische Neubewertung sollte sich auf die Beurteilung der Ruheherzfrequenz, der AF/AFLa-bezogenen Symptome und der Lebensqualität konzentrieren. Bei suboptimaler Regulierung der Herzfrequenz (Ruheherzfrequenz >110 bpm), einer Verschlechterung der Symptome oder der Lebensqualität sollten Zweit- und ggf. Drittlinien-Behandlungsoptionen in Betracht gezogen werden.

[b] Vorsichtige Einstellung auf Betablocker und NDCCB, 24-Stunden-Langzeit-EKG zur Kontrolle auf Bradykardie.

[2] ESC Pocket Guidelines. Diagnose und Behandlung von Vorhofflimmern, Version 2020, S. 34-35, Abbildung 8.

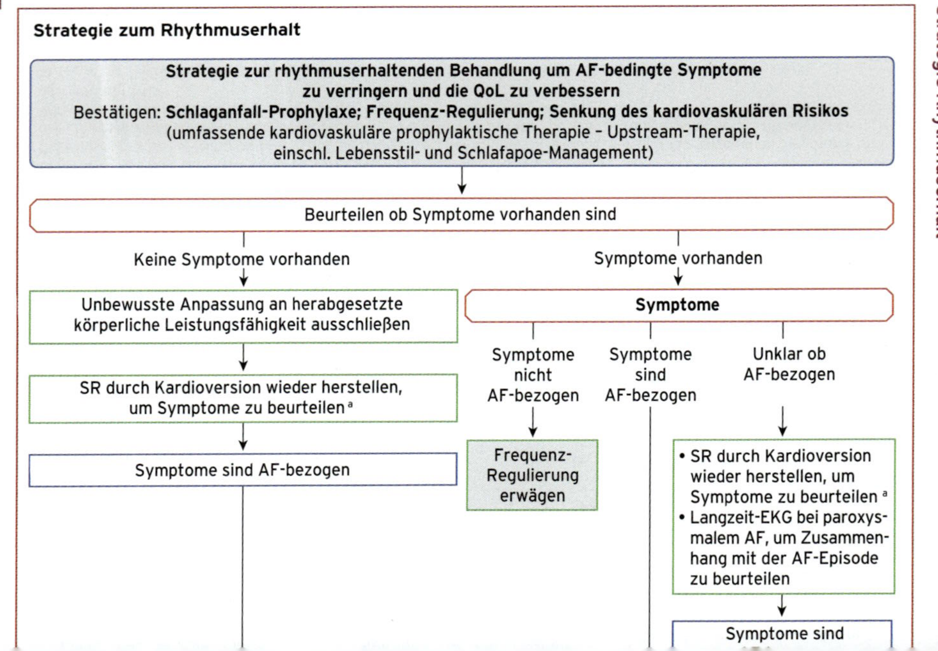

Strategie zum Rhythmuserhalt

Strategie zur rhythmuserhaltenden Behandlung um AF-bedingte Symptome zu verringern und die QoL zu verbessern
Bestätigen: Schlaganfall-Prophylaxe; Frequenz-Regulierung; Senkung des kardiovaskulären Risikos (umfassende kardiovaskuläre prophylaktische Therapie – Upstream-Therapie, einschl. Lebensstil- und Schlafapoe-Management)

Beurteilen ob Symptome vorhanden sind

Keine Symptome vorhanden

Symptome vorhanden

Unbewusste Anpassung an herabgesetzte körperliche Leistungsfähigkeit ausschließen

Symptome

SR durch Kardioversion wieder herstellen, um Symptome zu beurteilen [a]

Symptome nicht AF-bezogen

Symptome sind AF-bezogen

Unklar ob AF-bezogen

Symptome sind AF-bezogen

Frequenz-Regulierung erwägen

• SR durch Kardioversion wieder herstellen, um Symptome zu beurteilen [a]
• Langzeit-EKG bei paroxysmalem AF, um Zusammenhang mit der AF-Episode zu beurteilen

Symptome sind

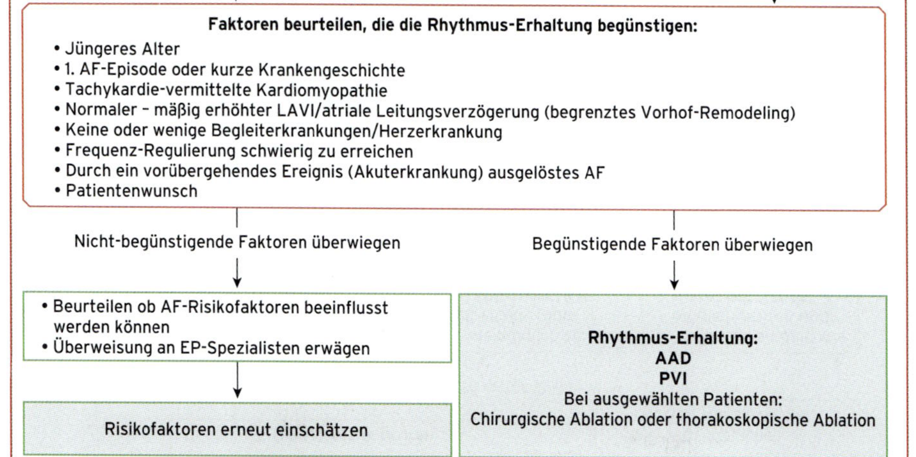

[2] ESC Pocket Guidelines. Diagnose und Behandlung von Vorhofflimmern, Version 2020, S. 38-39, Abbildung 9.

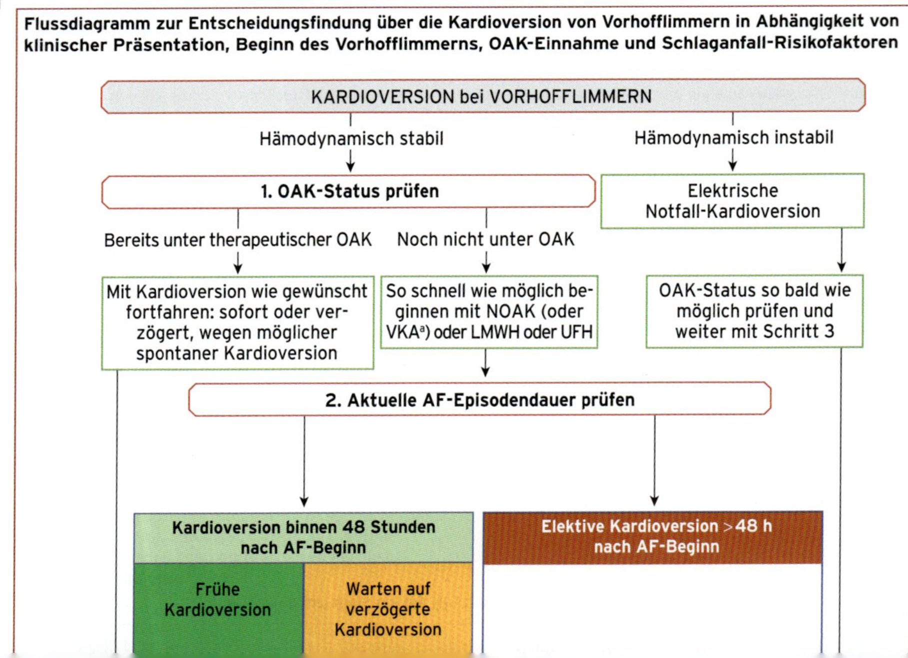

Flussdiagramm zur Entscheidungsfindung über die Kardioversion von Vorhofflimmern in Abhängigkeit von klinischer Präsentation, Beginn des Vorhofflimmerns, OAK-Einnahme und Schlaganfall-Risikofaktoren

KARDIOVERSION bei VORHOFFLIMMERN

Hämodynamisch stabil

Hämodynamisch instabil

1. OAK-Status prüfen

Elektrische Notfall-Kardioversion

Bereits unter therapeutischer OAK

Noch nicht unter OAK

Mit Kardioversion wie gewünscht fortfahren: sofort oder verzögert, wegen möglicher spontaner Kardioversion

So schnell wie möglich beginnen mit NOAK (oder VKAª) oder LMWH oder UFH

OAK-Status so bald wie möglich prüfen und weiter mit Schritt 3

2. Aktuelle AF-Episodendauer prüfen

Kardioversion binnen 48 Stunden nach AF-Beginn

Elektive Kardioversion >48 h nach AF-Beginn

Frühe Kardioversion

Warten auf verzögerte Kardioversion

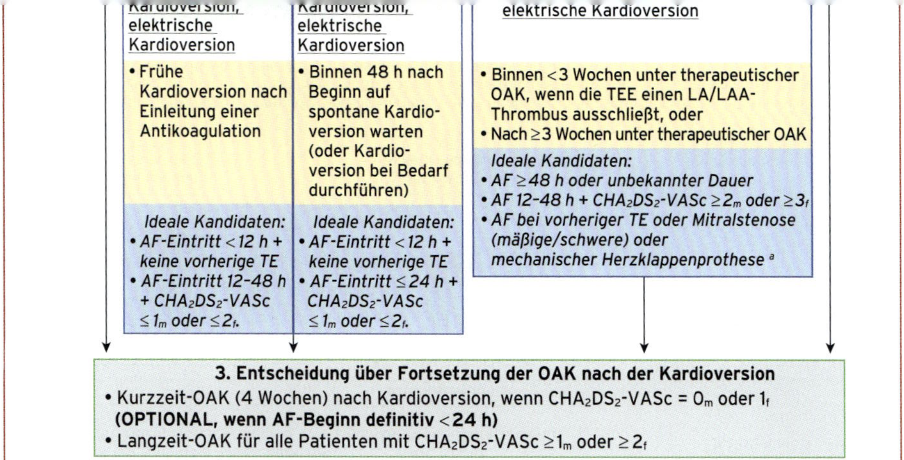

Kardioversion, elektrische Kardioversion

- Frühe Kardioversion nach Einleitung einer Antikoagulation

Ideale Kandidaten:
- *AF-Eintritt <12 h + keine vorherige TE*
- *AF-Eintritt 12–48 h + CHA$_2$DS$_2$-VASc ≤1$_m$ oder ≤2$_f$.*

Kardioversion, elektrische Kardioversion

- Binnen 48 h nach Beginn auf spontane Kardioversion warten (oder Kardioversion bei Bedarf durchführen)

Ideale Kandidaten:
- *AF-Eintritt <12 h + keine vorherige TE*
- *AF-Eintritt ≤24 h + CHA$_2$DS$_2$-VASc ≤1$_m$ oder ≤2$_f$.*

elektrische Kardioversion

- Binnen <3 Wochen unter therapeutischer OAK, wenn die TEE einen LA/LAA-Thrombus ausschließt, oder
- Nach ≥3 Wochen unter therapeutischer OAK

Ideale Kandidaten:
- *AF ≥48 h oder unbekannter Dauer*
- *AF 12–48 h + CHA$_2$DS$_2$-VASc ≥2$_m$ oder ≥3$_f$*
- *AF bei vorheriger TE oder Mitralstenose (mäßige/schwere) oder mechanischer Herzklappenprothese [a]*

3. Entscheidung über Fortsetzung der OAK nach der Kardioversion
- Kurzzeit-OAK (4 Wochen) nach Kardioversion, wenn CHA$_2$DS$_2$-VASc = 0$_m$ oder 1$_f$ **(OPTIONAL, wenn AF-Beginn definitiv <24 h)**
- Langzeit-OAK für alle Patienten mit CHA$_2$DS$_2$-VASc ≥1$_m$ oder ≥2$_f$

AF = Vorhofflimmern; CHA$_2$DS$_2$-VASc = Herzinsuffizienz, Hypertonie, Alter ≥75 Jahre, Diabetes mellitus, Schlaganfall, vaskuläre Erkrankung, Alter 65–74 Jahre, weibliches Geschlecht; h = Stunde; LA = linker Vorhof; LAA = linkes Vorhofohr; LMWH = niedermolekulares Heparin; NOAK = nicht-VKA orale Antikoagulanzien; OAK = orale Antikoagulanzien; TE = Thromboembolie; TEE = transösophageale Echokardiographie; UFH = unfraktioniertes Heparin; VKA = Vitamin-K-Antagonist.

[a] Alternativ kann ein VKA verwendet werden, wobei die Zeit berücksichtigt werden muss, die benötigt wird, um eine therapeutische gerinnungshemmende Wirkung zu erzielen.

©ESC

[2] ESC Pocket Guidelines. Diagnose und Behandlung von Vorhofflimmern, Version 2020, S. 40-41, Abbildung 10.

Langfristige rhythmuserhaltende Therapie

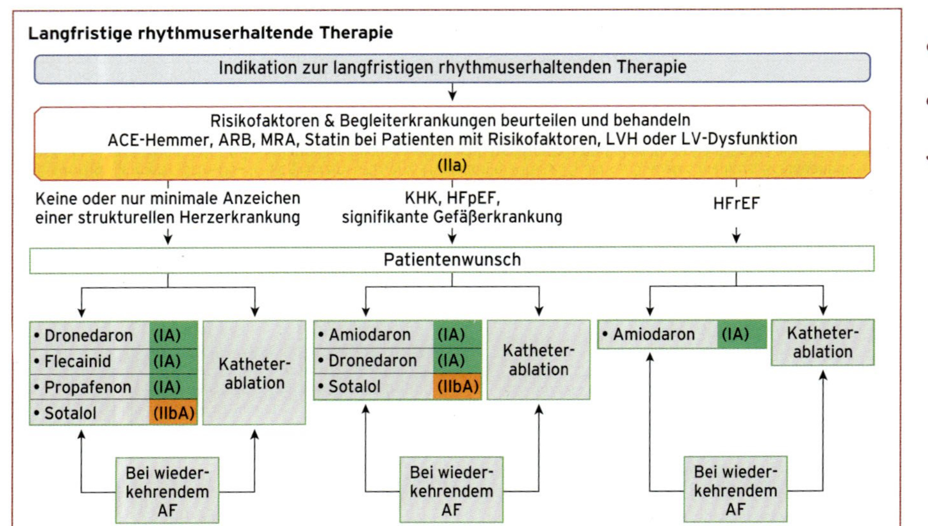

[2] ESC Pocket Guidelines. Diagnose und Behandlung von Vorhofflimmern, Version 2020, S. 62, Abbildung 13.

Empfehlungen	Empf.-grad	Evidenz-grad
Perioperative Betablocker oder Amiodaron werden zur Prävention von postoperativem AF nach herzchirurgischen Eingriffen empfohlen.	I	A
Eine langfristige OAK-Therapie zur Prävention thromboembolischer Ereignisse sollte bei schlaganfallgefährdeten Patienten mit postoperativem AF nach nicht-kardialen Eingriffen erwogen werden. Dabei sollten der erwartete klinische Nettonutzen der OAK-Therapie und die Wünsche des aufgeklärten Patienten berücksichtigt werden.	IIa	B
Eine langfristige OAK-Therapie zur Prävention thromboembolischer Ereignisse kann bei schlaganfallgefährdeten Patienten mit postoperativem AF nach herzchirurgischen Eingriffen erwogen werden. Dabei sollten der erwartete klinische Nettonutzen der OAK-Therapie und die Wünsche des aufgeklärten Patienten berücksichtigt werden.	IIb	B
Es wird nicht empfohlen, Betablocker routinemäßig zur Prävention von postoperativem AF bei Patienten, die sich einem nicht-kardialen Eingriff unterziehen, einzusetzen.	III	B

©ESC

[2] ESC Pocket Guidelines. Diagnose und Behandlung von Vorhofflimmern, Version 2020, S. 77.

Katheterablation

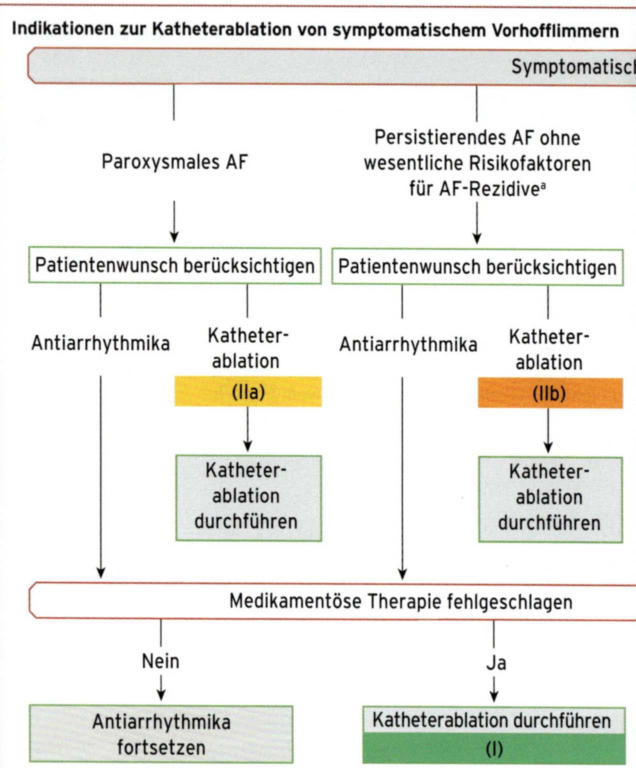

[2] ESC Pocket Guidelines. Diagnose und Behandlung von Vorhofflimmern, Version 2020, S. 46

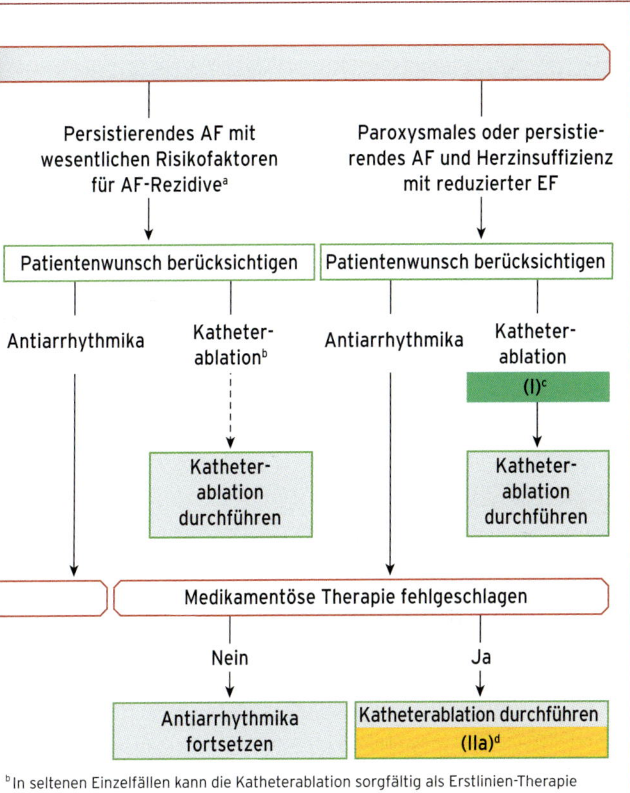

[b] In seltenen Einzelfällen kann die Katheterablation sorgfältig als Erstlinien-Therapie erwogen werden.

[c] Empfohlen zur Verbesserung der LV-Funktion, wenn eine Tachykardiomyopathie sehr wahrscheinlich ist.

[d] Um die Überlebenschancen zu verbessern und Krankenhausaufenthalte zu verringern.

©ESC

ildung 11.

III. Supraventrikuläre Tachykardien (SVT)

Klassifikation

Konventionelle Klassifikation supraventrikulärer Tachykardien

Atriale Tachykardien

Sinustachykardie
> physiologische Sinustachykardie
> inadäquate Sinustachykardie
> Sinusknoten-Reentrytachykardie

fokale atriale Tachykardie
multifokale atriale Tachykardie
atriale Tachykardie bei Makro-Reentry (MRAT)
> CTI-abhängige MRAT
>> – typisches Vorhofflattern, gegen den Uhrzeigersinn (übliche Form) oder im Uhrzeigersinn (reverse Form)
>> – sonstige Isthmus-abhängige MRAT
> Nicht-CTI-abhängige MRAT
>> – rechtsatrial
>> – linksatrial

Vorhofflimmern

AV-junktionale Tachykardien

AV-Knoten-Reentrytachykardie
> typisch
> atypisch

Junktionale Tachykardie vom Automatietyp
> Ektope junktionale Tachykardie
> andere Non-Reentry-Varianten

AV-Reentrytachykardien

> orthodrome Form (einschließlich permanente junktionale Tachykardie)
> antidrome Form (mit retrograder Erregungsleitung über den AV-Knoten oder in seltenen Fällen über eine andere Leitungsbahn)

AV = atrioventrikulär; CTI = cavotrikuspidaler Isthmus; MRAT = atriale Tachykardie infolge eines Makro-Reentry; SVT= Supraventrikuläre Tachykardien.

[3] ESC Pocket Guidelines. Supraventrikuläre Tachykardien, Version 2019, S. 8, Tabelle 3.

Erstbeurteilung

©ESC

EKG = Elektrokardiogramm; EPU = elektrophysiologische Untersuchung;
SVT = supraventrikuläre Tachykardie.

[3] ESC Pocket Guidelines. Supraventrikuläre Tachykardien, Version 2019, S. 11, Tabelle 5.

Schmal- und Breitkomplextachykardien

Schmalkomplextachykardien (≤120 ms)

Regelmäßige Form
> physiologische Sinustachykardie
> inadäquate Sinustachykardie
> Sinusknoten-Reentrytachykardie
> fokale atriale Tachykardie
> Vorhofflattern mit regelmäßiger AV-Überleitung
> AV-Knoten-Reentrytachykardie
> Ektope junktionale Tachykardie (oder andere Non-Reentry-Varianten)
> orthodrome AV-Reentrytachykardie
> idiopathische ventrikuläre Tachykardie (hochseptaler Exit)

Unregelmäßige Form
> AF
> fokale atriale Tachykardie oder Vorhofflattern mit wechselndem Ausmaß des AV-Blocks
> multifokale atriale Tachykardie

Breitkomplextachykardien (>120 ms)

Regelmäßige Form
> ventrikuläre Tachykardie/ Kammerflattern
> stimulierter ventrikulärer Rhythmus
> antidrome AV-Reentrytachykardie
> supraventrikuläre Tachykardien mit aberranter Leitung/Schenkelblock (vorbestehend oder frequenzabhängig während einer Tachykardie)
> atriale oder junktionale Tachykardie mit Präexzitation/akzessorischer Leitungsbahn als „Bystander"
> supraventrikuläre Tachykardie mit einer Verbreiterung des QRS-Komplexes infolge einer Elektrolytstörung oder aufgrund von Antiarrhythmika

Unregelmäßige Form
> Vorhofflimmern oder Vorhofflattern oder fokale atriale Tachykardie mit wechselndem Blockbild und aberranter Überleitung
> antidrome AV-Reentrytachykardie infolge einer nodoventrikulären oder nodofaszikulären akzessorischen Leitungsbahn mit variabler VA-Überleitung
> präexzitiertes AF

Breitkomplextachykardien (>120 ms) (Fortsetzung)

Unregelmäßige Form (Fortsetzung)
> polymorphe ventrikuläre Tachykardien
> Torsade de Pointes
> ventrikuläres Kammerflimmern

Gelegentlich kann ein AF mit hochfrequenter ventrikulärer Stimulation einer regelmäßigen Tachykardie mit schmalen QRS-Komplex ähneln.

AF = Vorhofflimmern; AV = atrioventrikulär.

[3] ESC Pocket Guidelines. Supraventrikuläre Tachykardien, Version 2019, S. 9-10, Tabelle 4.

Differentialdiagnose der Schmalkomplextachykardien

Beim Schreiben eines 12-Kanal-EKG sollte eine retrograde P-Welle nachgewiesen werden. Falls erforderlich, sind hierfür Lewis-Ableitungen oder auch eine ösophageale Ableitung, verbunden über Alligatorklemmen mit einer präkordialen Ableitung (V1), zu verwenden. Das Kriterium 90 ms ist eine eher willkürlich gewählte Dauer für ein Oberflächen-EKG bei sichtbaren P-Wellen und basiert auf begrenzten Daten. Im Elektrophysiologie-Labor beträgt der Grenzwert für das VA-Intervall 70 ms. Eine junktionale ektope Tachykardie kann auch in Verbindung mit einer AV-Dissoziation vorliegen.

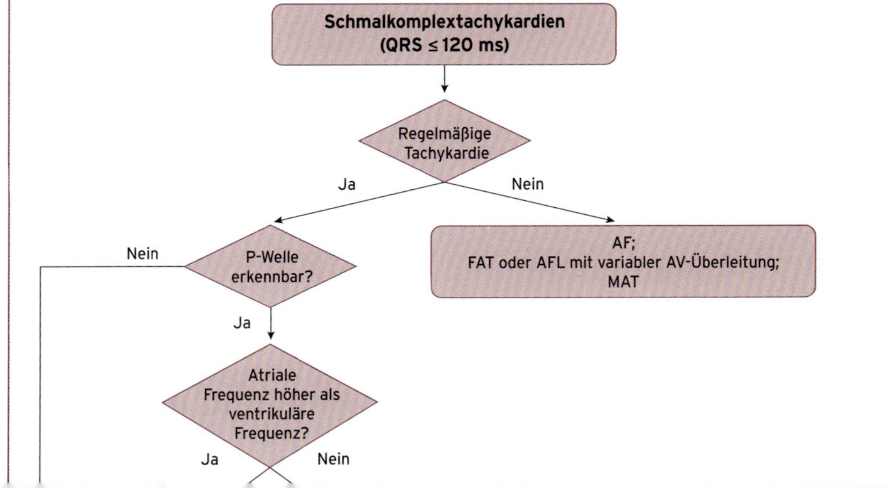

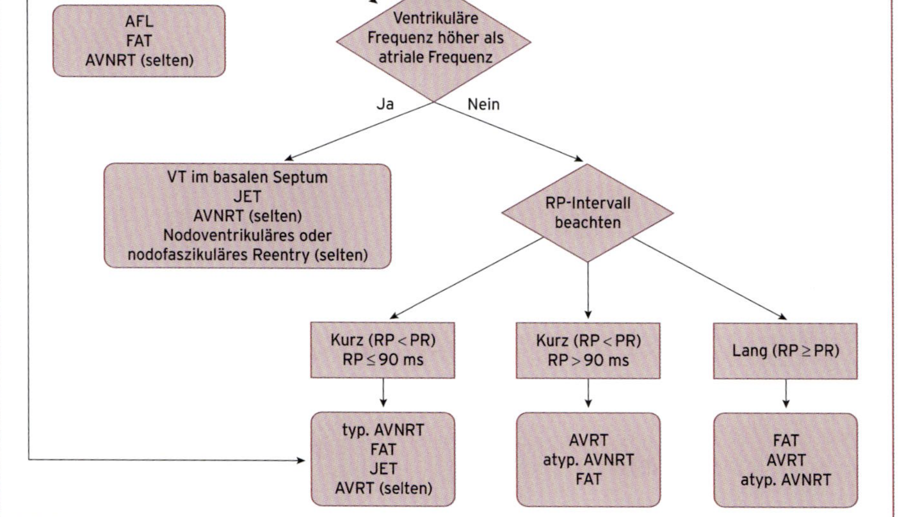

AF = Vorhofflimmern; AFL = Vorhofflattern; AV = atrioventrikulär; AVNRT = AV-Knoten-Reentrytachykardie; AVRT = atrio-ventrikuläre Reentrytachykardie; FAT = fokale atriale Tachykardie; JET = junktionale ektope Tachykardie; MAT = multifokale atriale Tachykardie; VT = Kammertachykardie (ventrikuläre Tachykardie)

[3] ESC Pocket Guidelines. Supraventrikuläre Tachykardien, Version 2019, S. 12-13, Abbildung 1.

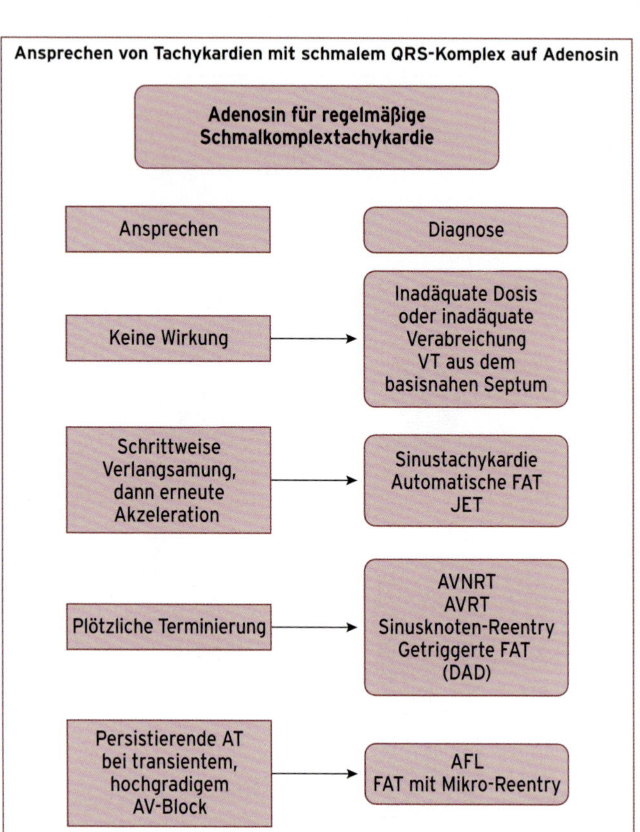

AFL = Vorhofflattern; AT = atriale Tachykardie; AV = atrioventrikulär; AVNRT = AV-Knoten-Reentrytachykardie; AVRT = atrioventrikuläre Reentrytachykardie; DAD = verzögerte Nachdepolarisation, FAT = fokale atriale Tachykardie; JET = junktionale ektope Tachykardie; VT = Kammertachykardie (ventrikuläre Tachykardie)

[3] ESC Pocket Guidelines. Supraventrikuläre Tachykardien, Version 2019, S. 14, Abbildung 2.

Differentialdiagnose von Breitkomplextachykardien

Zusammenfassung der wichtigsten EKG-Kriterien, die bei einer Breitkomplextachykardie eher auf eine ventrikuläre als auf eine supraventrikuläre Tachykardie hinweisen	
AV-Dissoziation	ventrikuläre Frequenz > atriale Frequenz
Fusionsschläge/Capture Beats (intermittierend auftretende einzelne normale QRS-Komplexe)	QRS-Morphologie unterscheidet sich von der einer Tachykardie
Brustwandableitung mit negativer Konkordanz	Alle präkordialen Brustwandableitungen sind negativ
RS in präkordialen Ableitungen	› RS fehlt in präkordialen Ableitungen › RS > 100 ms in beliebiger Ableitung*
QRS-Komplex in der aVR-Ableitung	› initiale R-Zacke › initiale R- oder Q-Welle > 40 ms › Vorliegen einer Inzisur bei einem vorherrschend negativen Komplex
QRS-Achse –90° bis ±180°	sowohl bei RSB- als auch bei LSB-Morphologie
R-Zacke-Peak-Zeit für Ableitung II (Zeit bis zur ersten Polaritätsänderung)	R-Zacke-Peak-Zeit ≥ 50 ms
RSB-Morphologie	*Ableitung V1:* monophasisches R; rSR'; biphasischer QRS-Komplex; breites R (>40 ms) und eine R-Zacke mit Doppelspitze, wobei die linke Spitze höher als die rechte Spitze ist (Hasenohr-Phänomen) *Ableitung V6:* R:S-Verhältnis < 1 (rS- und QS-Muster)
LSB-Morphologie	*Ableitung V1:* Breite R-Zacke; undeutliche oder inzisionale Abwärtsbewegung der S-Zacke; verzögerter Nadir der S-Zacke *Ableitung V6:* Q- oder QS-Welle

©ESC

AV = atrioventrikulär; EKG = Elektrokardiogramm; LSB = Linksschenkelblock; RSB = Rechtsschenkelblock

*RS: Beginn von R bis zum tiefsten Punkt von S

[3] ESC Pocket Guidelines. Supraventrikuläre Tachykardien, Version 2019, S. 15–16, Tabelle 6.

Therapie Schmalkomplex-, Breitkomplex-, Vorhof- und Sinustachykardien inklusive Vorhofflattern, AVNRT und AVRT

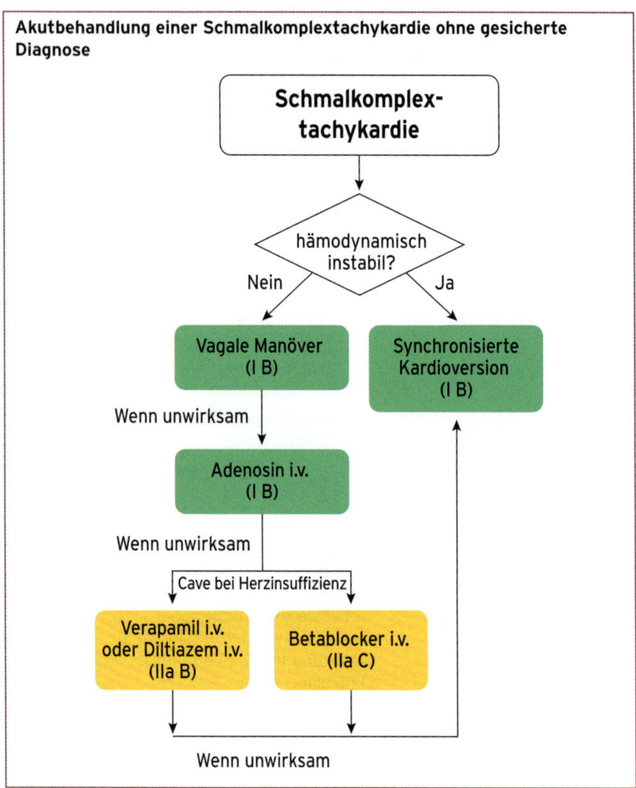

AVNRT = AV-Knoten-Reentrytachykardie; AVRT = atrioventrikuläre Reentrytachykardie; i.v. = intravenös

[3] ESC Pocket Guidelines. Supraventrikuläre Tachykardien, Version 2019, S. 18, Abbildung 3.

Akutbehandlung Breitkomplextachykardie

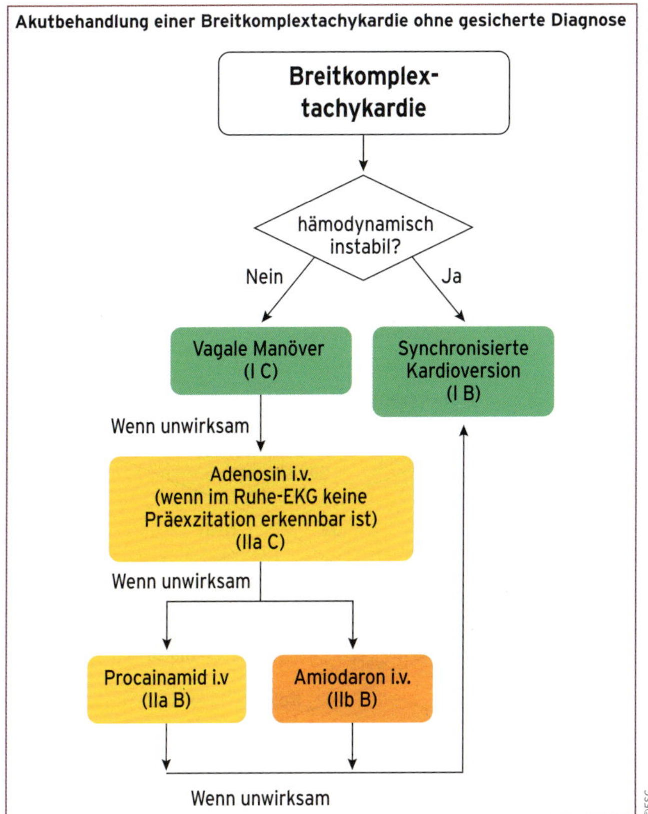

EKG = Elektrokardiogramm; i.v. = intravenös.

[3] ESC Pocket Guidelines. Supraventrikuläre Tachykardien, Version 2019, S. 20, Abbildung 4.

Therapie von Sinustachykardien

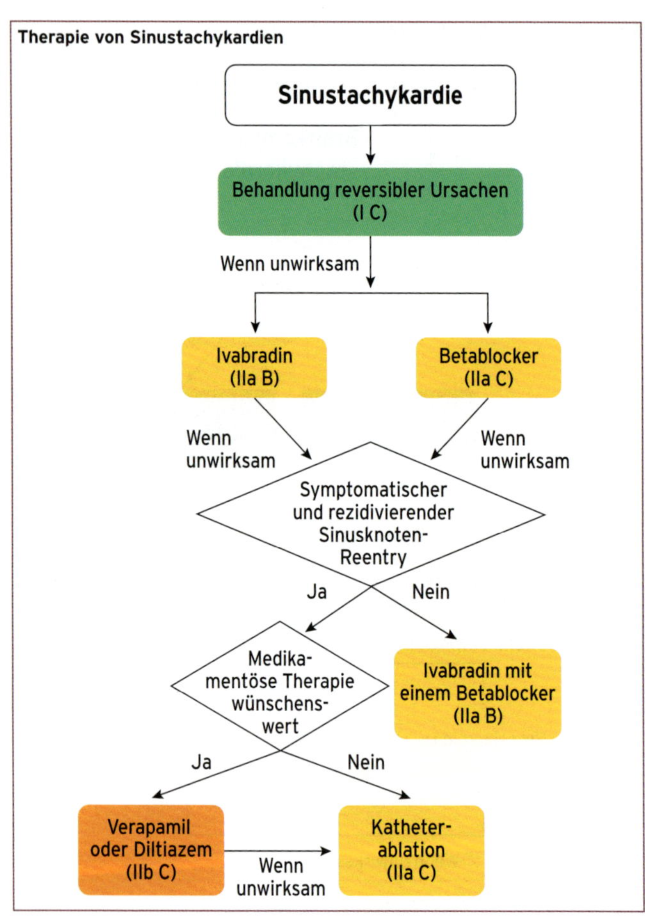

[3] ESC Pocket Guidelines. Supraventrikuläre Tachykardien, Version 2019, S. 24, Abbildung 5.

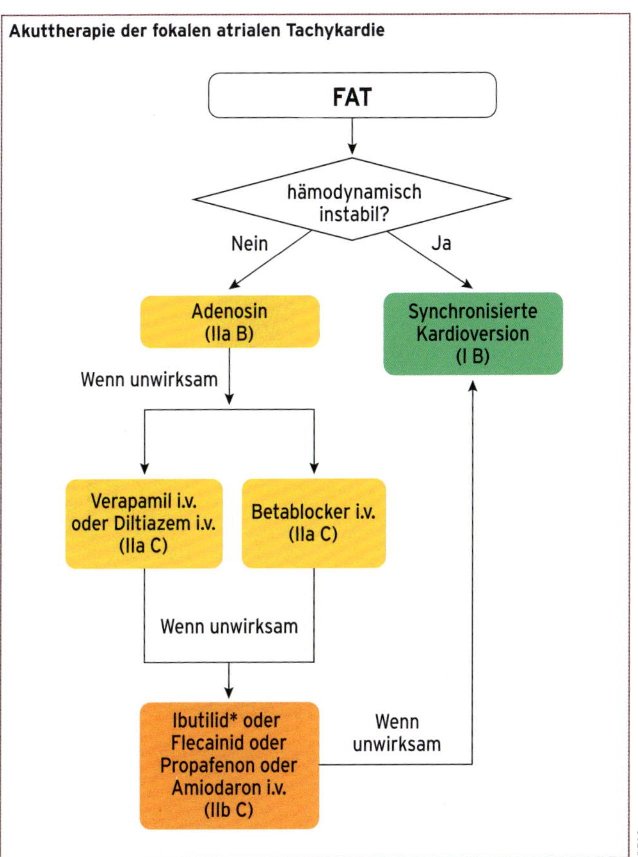

Akuttherapie der fokalen atrialen Tachykardie

FAT = fokale atriale Tachykardie; i.v. = intravenös

*Ibutilid ist in Deutschland nicht verfügbar.

[3] ESC Pocket Guidelines. Supraventrikuläre Tachykardien, Version 2019, S. 27, Abbildung 6.

Akuttherapie von stabilem Vorhofflattern bzw. einer auf Makro-Reentry beruhenden atrialen Tachykardie

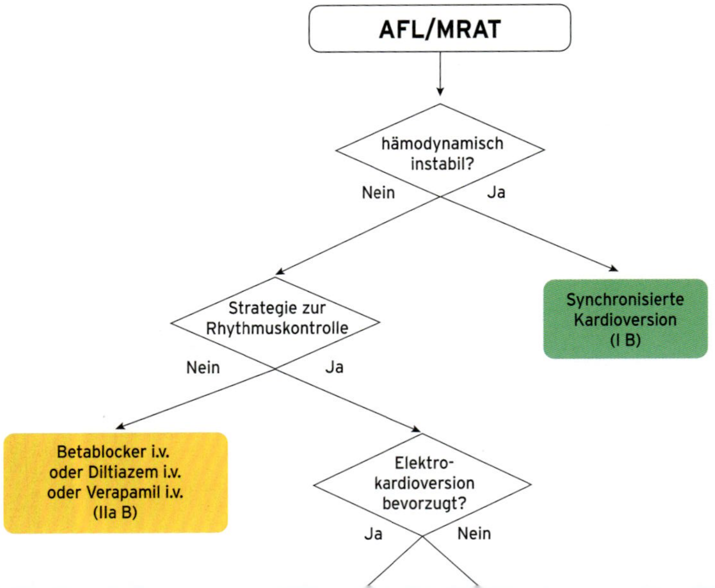

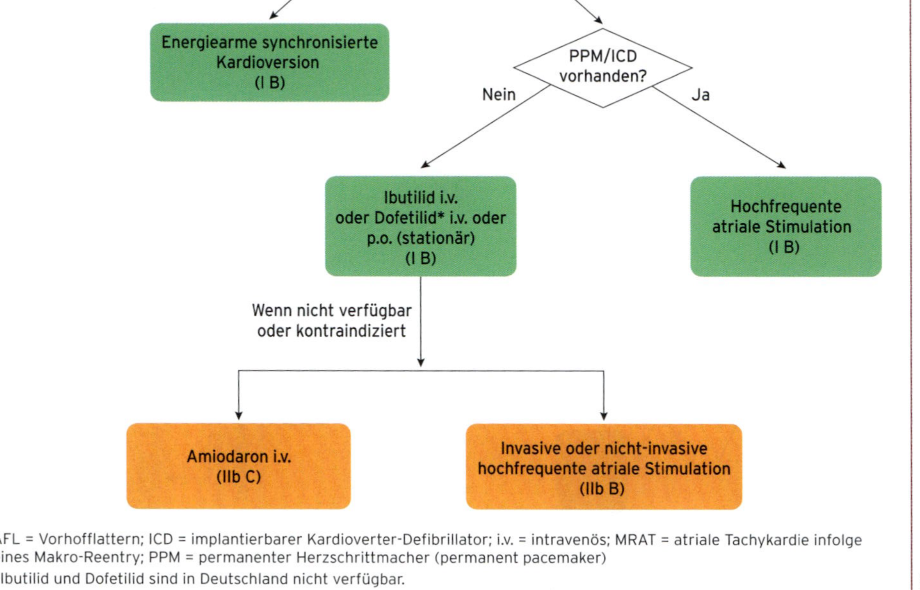

AFL = Vorhofflattern; ICD = implantierbarer Kardioverter-Defibrillator; i.v. = intravenös; MRAT = atriale Tachykardie infolge eines Makro-Reentry; PPM = permanenter Herzschrittmacher (permanent pacemaker)

*Ibutilid und Dofetilid sind in Deutschland nicht verfügbar.

©ESC

[3] ESC Pocket Guidelines. Supraventrikuläre Tachykardien, Version 2019, S. 34, Abbildung 8.

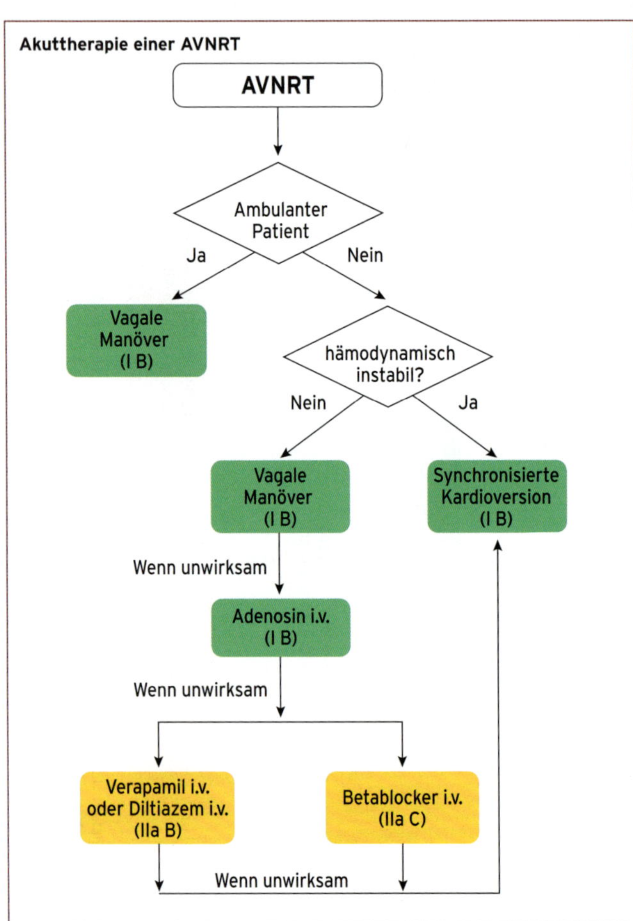

[3] ESC Pocket Guidelines. Supraventrikuläre Tachykardien, Version 2019, S. 39, Abbildung 10.

Akuttherapie einer AVRT

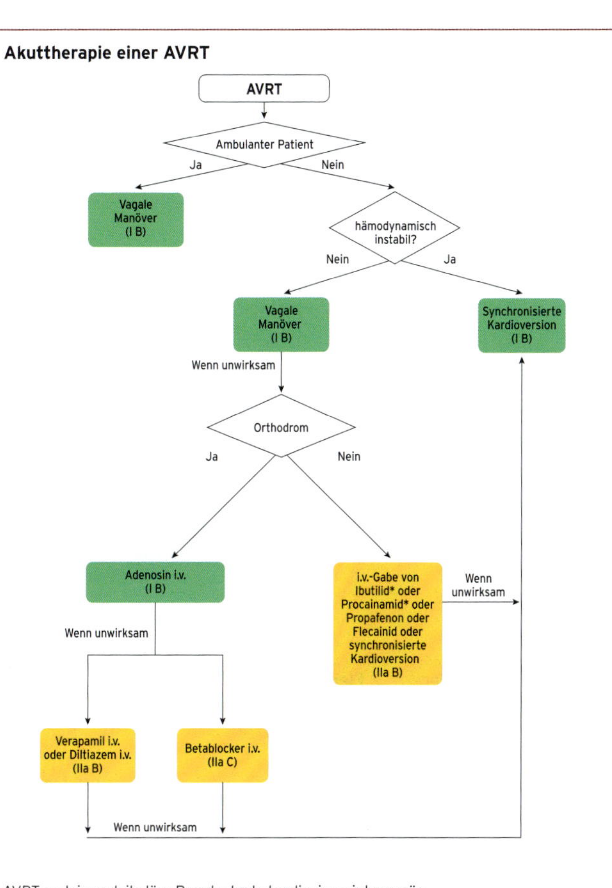

AVRT = atrioventrikuläre Reentrytachykardie; i.v. = intravenös

*Ibutilid und Procainamid sind in Deutschland nicht verfügbar.

[3] ESC Pocket Guidelines. Supraventrikuläre Tachykardien, Version 2019, S. 44–45, Abbildung 12.

Akuttherapie von AF bei Präexzitation

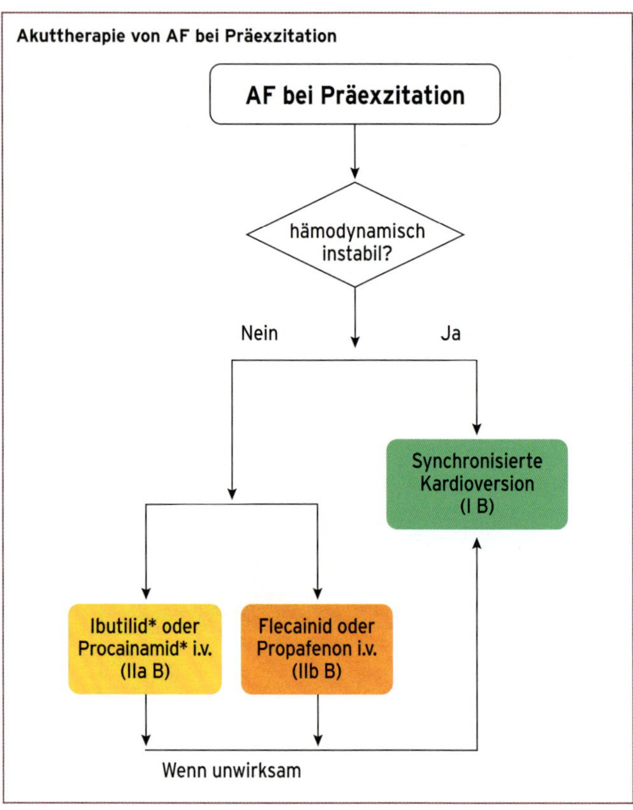

AF = Vorhofflimmern; i.v. = intravenös

*Ibutilid und Procainamid sind in Deutschland nicht verfügbar.

[3] ESC Pocket Guidelines. Supraventrikuläre Tachykardien, Version 2019, S. 48, Abbildung 13.

Langfristige Therapie atrialer Reentry-Tachykardien

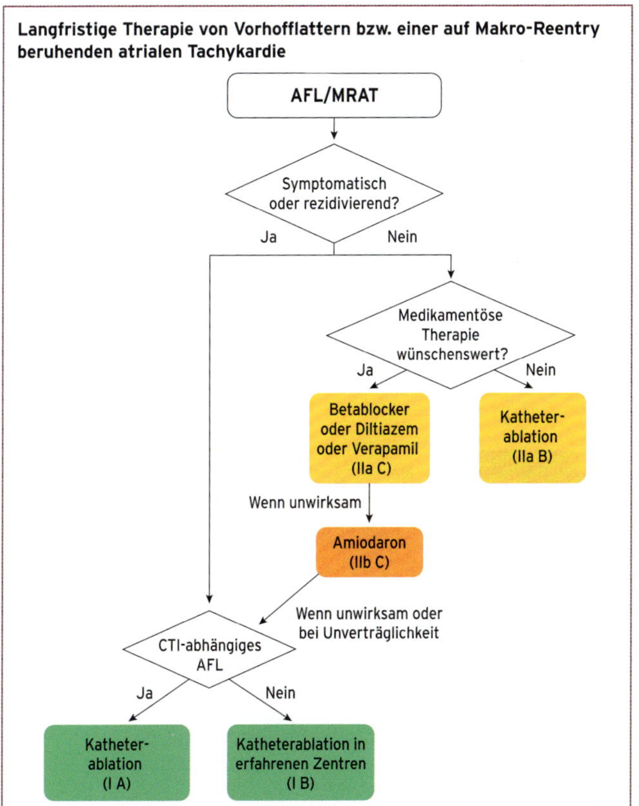

AFL = Vorhofflattern; CTI = cavotrikuspidaler Isthmus; MRAT = atriale Tachykardie infolge eines Makro-Reentry.

[3] ESC Pocket Guidelines. Supraventrikuläre Tachykardien, Version 2019, S. 36, Abbildung 9.

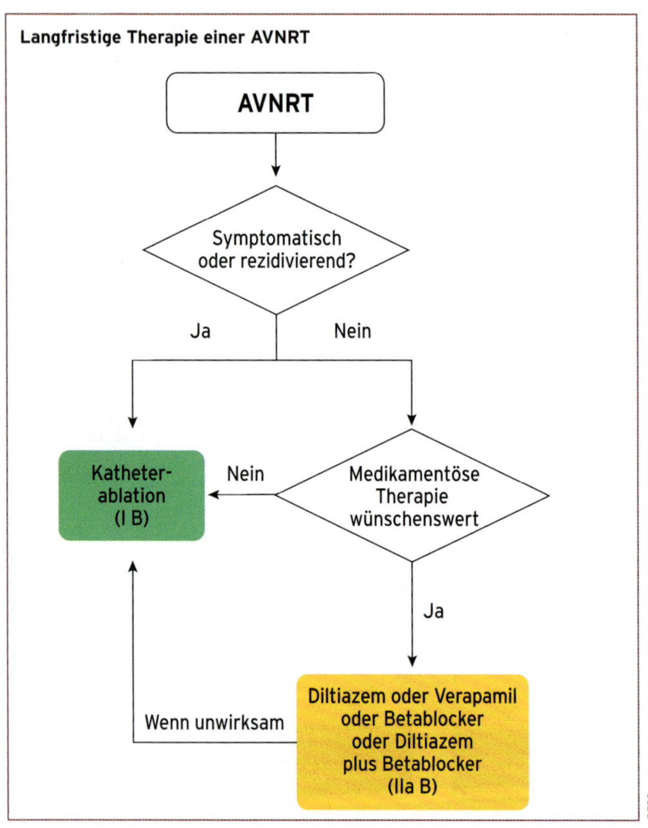

AVNRT = AV-Knoten-Reentrytachykardie.

[3] ESC Pocket Guidelines. Supraventrikuläre Tachykardien, Version 2019, S. 40, Abbildung 11.

Langfristige Therapie AVRT

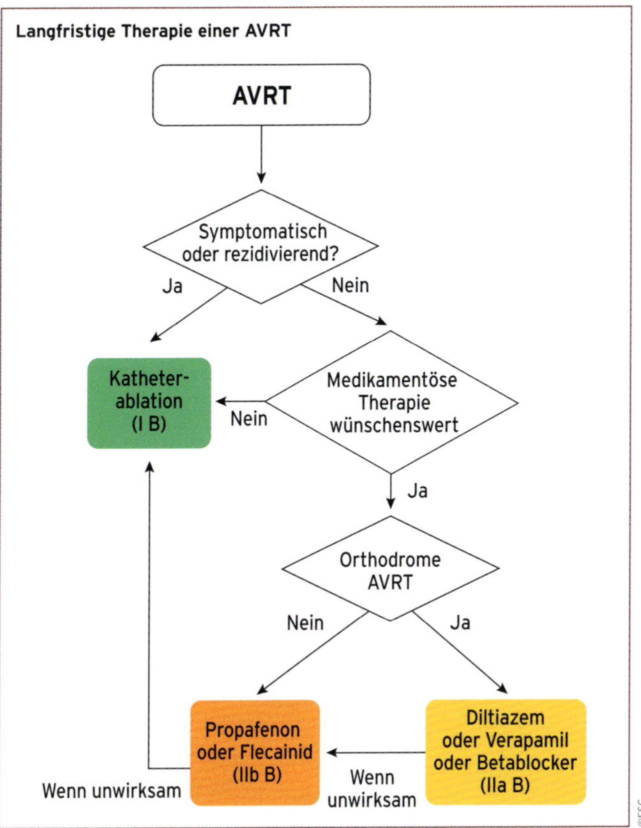

AVRT = atrioventrikuläre Reentrytachykardie.

[3] ESC Pocket Guidelines. Supraventrikuläre Tachykardien, Version 2019, S. 49, Abbildung 14.

IV. Synkope

Definitionen

> Synkope ist definiert als ein vorübergehender Bewusstseinsverlust (TLOC) infolge einer zerebralen Hypoperfusion, gekennzeichnet durch rasches Einsetzen, kurze Dauer und spontane, vollständige Erholung.

Viele klinische Merkmale der Synkope finden sich auch bei anderen Erkrankungen: sie erscheint daher in vielen Differentialdiagnosen. Diese Gruppe von Erkrankungen wird als TLOC bezeichnet.

> TLOC ist definiert als ein echter oder scheinbarer Bewusstseinsverlust (LOC), gekennzeichnet durch Amnesie für die Dauer der Bewusstlosigkeit, motorische Erscheinungen, Verlust der Ansprechbarkeit und kurze Dauer.

LOC = Bewusstseinsverlust; TLOC = vorübergehender Bewusstseinsverlust

[4] ESC Pocket Guidelines. Diagnose und Management von Synkopen, Version 2018, S. 5.

Vorübergehender Bewusstseinsverlust (TLOC)

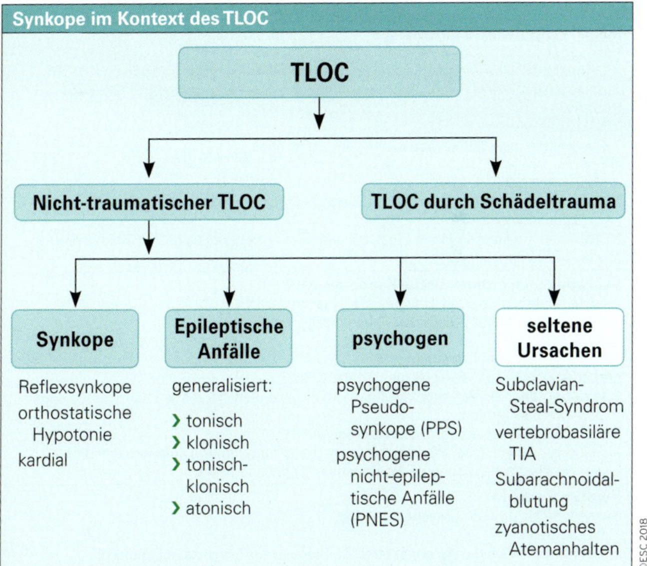

TLOC = vorübergehender Bewusstseinsverlust.

[4] ESC Pocket Guidelines. Diagnose und Management von Synkopen, Version 2018, S. 5, Abbildung 1.

Klassifikation der Synkope

Klassifikation der Synkope

(nerval vermittelte) Reflexsynkope
Vasovagal:
> Orthostatische vasovagale Synkope (VVS): im Stehen, seltener im Sitzen
> Emotionaler Stress: Furcht, Schmerz (somatisch oder viszeral), Eingriff, Phobie

Situativ:
> Miktion
> Gastrointestinale Stimulation (Schlucken, Defäkation)
> Husten, Niesen
> Nach körperlicher Anstrengung
> Andere (z. B. Lachen, Spielen eines Blechblasinstruments)

Carotissinus-Syndrom
Nichtklassische Formen (ohne Prodromi und/oder ohne ersichtliche Auslöser und/oder atypische Präsentation)

Synkope durch orthostatische Hypotonie (OH)
medikamenteninduzierte OH (häufigste Ursache der OH):
> z. B. Vasodilatatoren, Diuretika, Phenothiazin, Antidepressiva

Volumenmangel:
> Blutung, Diarrhoe, Erbrechen, usw.

primäres autonomes Versagen (neurogene OH):
> reines autonomes Versagen, Multisystematrophie, Parkinson-Krankheit, Lewy-Körper-Demenz

sekundäres autonomes Versagen (neurogene OH):
> Diabetes, Amyloidose, Rückenmarksverletzung, autoimmune autonome Neuropathie, paraneoplastische autonome Neuropathie, Niereninsuffizienz

Kardiale Synkope
Arrhythmie als primäre Ursache:
  Bradykardie:
    > Sinusknotenfunktionsstörung (einschl. Bradykardie/Tachykardie-Syndrom)
    > Atrioventrikuläre Leitungsstörung
  Tachykardie:
    > Supraventrikulär
    > Ventrikulär

Strukturell kardial: Aortenstenose, akuter Myokardinfarkt/Ischämie, hypertrophe Kardiomyopathie, kardiale Neubildungen (Vorhofmyxom, Tumoren, usw.), Perikarderkrankung/Tamponade, angeborene Anomalien der Koronararterien, Dysfunktion einer Herzklappenprothese
Kardiopulmonal und große Gefäße: Lungenembolie, akute Aortendissektion, pulmonale Hypertonie

OH = orthostatische Hypotonie; VVS = vasovagale Synkope

[4] ESC Pocket Guidelines. Diagnose und Management von Synkopen, Version 2018, S. 6, Tabelle 1.

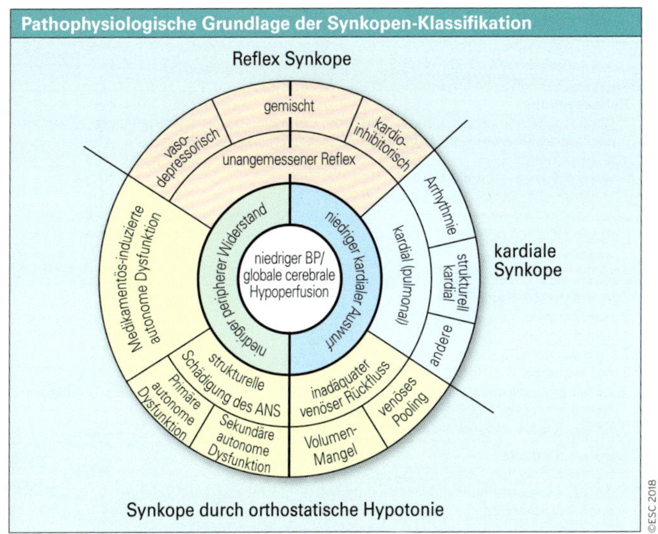

ANS = autonomes Nervensystem; BP = Blutdruck.

[4] ESC Pocket Guidelines. Diagnose und Management von Synkopen, Version 2018, S. 9, Abbildung 2.

Initiale Abklärung

Klinische Merkmale, die bei der initialen Abklärung eine Diagnose nahelegen

Reflexsynkope
> lange Anamnese rezidivierender Synkopen, insbesondere bei Auftreten unter 40 Jahren
> nach einem unerfreulichen Anblick, Geräusch, Geruch oder Schmerz
> langes Stehen
> während einer Mahlzeit
> in einem überfüllten oder überhitzten Raum
> autonome Aktivierung vor der Synkope: Blässe, Schwitzen und/oder Übelkeit/Erbrechen
> bei Kopfdrehen oder Druck auf den Carotissinus (etwa durch Tumoren, Rasieren, engen Kragen)
> keine Herzerkrankung

Orthostatische Synkope
> während oder nach Stehen
> langes Stehen
> Stehen nach Belastung
> postprandiale Hypotonie
> zeitlicher Zusammenhang mit Beginn oder Wechsel der Dosierung vasodepressorischer oder diuretischer Medikamente mit daraus resultierender Hypotonie
> Vorliegen einer autonomen Neuropathie oder eines M. Parkinson

Kardiale Synkope
> während Belastung oder im Liegen
> plötzlich einsetzende Palpitationen unmittelbar gefolgt von einer Synkope
> unerklärlicher plötzlicher Tod in jungen Jahren in der Familienanamnese
> Vorliegen einer strukturellen Herzerkrankung oder Koronaren Herzerkrankung
> EKG deutet auf eine arrhythmogene Synkope hin:
>   – bifaszikulärer Block (definiert als Linksschenkelblock oder Rechtsschenkelblock kombiniert mit einem linksanterioren oder linksposterioren faszikulären Block)
>   – andere intraventrikuläre Leitungsstörungen (QRS-Dauer ≥ 0,12 s)
>   – AV-Block II°, Typ Mobitz 1 (= Wenckebach), und AV-Block I° mit deutlich verlängertem PR-Intervall
>   – asymptomatische, milde inadäquate Sinusbradykardie (40–50 bpm) oder langsames Vorhofflimmern (40–50 bpm) ohne Einnahme negativ chronotroper Medikamente
>   – nicht-anhaltende VT
>   – QRS-Komplexe mit Präexzitation
>   – verlängerte oder verkürzte QT-Intervalle
>   – frühe Repolarisation
>   – ST-Streckenhebung mit Typ-1-Morphologie in den Ableitungen V1-V3 (Brugada-Muster)
>   – negative T-Wellen in den rechtspräkordialen Ableitungen, Epsilon-Wellen hinweisend auf ARVC
>   – Linksventrikuläre Hypertrophie hinweisend auf hypertrophe Kardiomyopathie

ARVC = arrhythmogene rechtsventrikuläre Kardiomyopathie; AV = atrioventrikulär; bpm = Schläge pro Minute; EKG = Elektrokardiogramm.

[4] ESC Pocket Guidelines. Diagnose und Management von Synkopen, Version 2018, S. 13, Tabelle 3.

Risikostratifizierung der Synkope

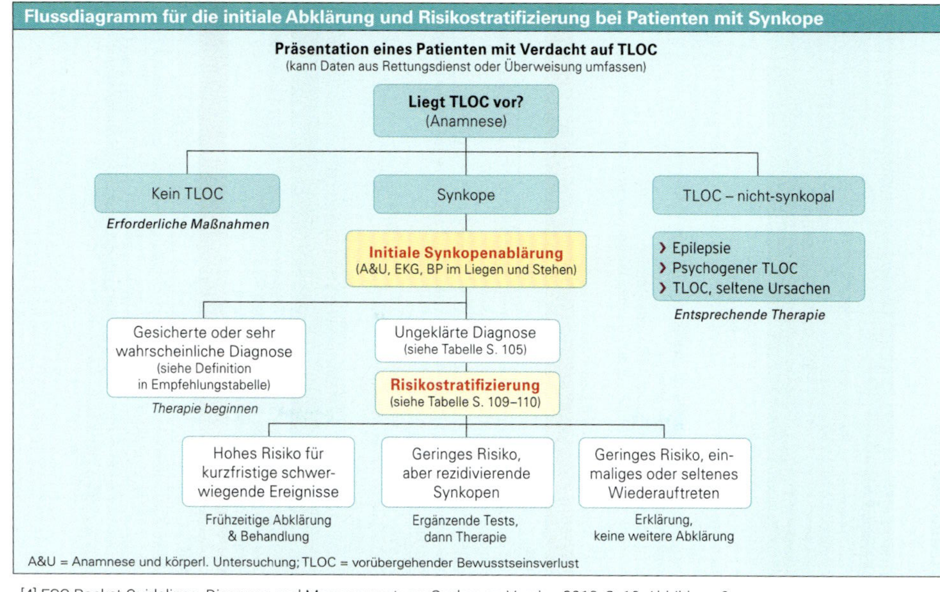

[4] ESC Pocket Guidelines. Diagnose und Management von Synkopen, Version 2018, S. 10, Abbildung 3.

Risikoeinschätzung

SYNKOPALES EREIGNIS

Geringes Risiko

> geht mit für eine Reflexsynkope typischen Prodromi einher (z. B. Benommenheit, Wärmegefühl, Schwitzen, Übelkeit, Erbrechen)
> nach einem plötzlichen, unerwarteten, unerfreulichen Anblick, Geräusch, Geruch oder Schmerz
> nach längerem Stehen oder in überfüllten, überhitzten Räumen
> während oder nach einer Mahlzeit
> ausgelöst durch Husten, Defäkation oder Miktion
> bei Kopfdrehen oder Druck auf den Carotissinus (etwa durch Tumore, Rasieren, engen Kragen)
> beim Aufstehen aus dem Liegen/Sitzen

Hohes Risiko

Major

> neu einsetzender Thoraxschmerz, Atemnot, Abdominalschmerz oder Kopfschmerz
> Synkope während Belastung oder im Liegen
> plötzlich einsetzende Palpitation unmittelbar gefolgt von einer Synkope

Minor (hohes Risiko nur in Verbindung mit einer strukturellen Herzerkrankung oder auffälligem EKG)

> eine Warnsymptome oder kurze (< 10 Sekunden) Prodromi
> SCD in jungen Jahren in der Familienanamnese
> Synkope im Sitzen

MEDIZINISCHE VORGESCHICHTE

Geringes Risiko

> jahrelang rezidivierende Synkopen mit Merkmalen eines geringen Risikos mit denselben Charakteristika wie die aktuelle Episode
> Fehlen einer strukturellen Herzerkrankung

Hohes Risiko

Major

> schwere strukturelle oder koronare Herzerkrankung (Herzinsuffizienz, niedrige LVEF oder früherer Myokardinfarkt)

EKG = Elektrokardiogramm; LVEF = linksventrikuläre Ejektionsfraktion; SCD = plötzlicher Herztod.

KÖRPERLICHE UNTERSUCHUNG

Geringes Risiko

> normaler Befund

Hohes Risiko

Major

> unerklärlicher systolischer BP-Wert in der ED von < 90 mmHg
> Hinweis auf gastrointestinale Blutung in der Rektaluntersuchung
> persistierende Bradykardie (< 40 bpm) im Wachzustand und ohne körperliches Training
> undiagnostiziertes systolisches Geräusch

EKG[a]

Geringes Risiko

> normales EKG

Hohes Risiko

Major	**Minor** (hohes Risiko nur, wenn Anamnese für arrhythmogene Synkope spricht)
> EKG-Veränderungen vereinbar mit akuter Ischämie > AV-Block II°, Typ Mobitz 2, oder AV-Block III° > Langsames AF (< 40 bpm) > Persistierende Sinusbradykardie (< 40 bpm) oder wiederholter sinuatrialer Block oder Sinusarrest von > 3 Sekunden im Wachzustand und ohne körperliches Training > Schenkelblock, intraventrikuläre Leitungsstörung, ventrikuläre Hypertrophie oder Q-Zacken vereinbar mit ischämischer Herzkrankheit oder Kardiomyopathie > anhaltende und nicht-anhaltende VT > Fehlfunktion eines implantierbaren kardialen Gerätes (Schrittmacher oder ICD) > ST-Streckenhebung mit Typ-1-Morphologie in den Ableitungen V1-V3 (Brugada-Muster) > QTc > 460 ms in wiederholten 12-Kanal-EKGs hinweisend auf LQTS	> AV-Block II°, Typ Mobitz 1 (=Wenckebach), und AV-Block I° mit deutlich verlängertem PR-Intervall > asymptomatische unangemessene milde Sinusbradykardie (40-50 bpm) oder langsames AF (40-50 bpm) > Paroxysmale SVT oder paroxysmales Vorhofflimmern > QRS-Komplex mit Präexzitation > verkürztes QTc-Intervall (≤ 340 ms) > atypische Brugada-Muster > negative T-Wellen in den rechtspräkordialen Ableitungen, Epsilon-Wellen hinweisend auf ARVC

©ESC 2018

[a] Einige EKG-Kriterien erlauben per se eine Diagnose der Ursache der Synkope (siehe Empfehlungen: diagnostische Kriterien); unter diesen Umständen ist eine entsprechende Therapie ohne weitere Untersuchungen angezeigt. Wir empfehlen unbedingt das Heranziehen standardisierter Kriterien zur Erkennung von EKG-Auffälligkeiten im Sinne einer präzisen Diagnose EKG-definierter kardialer Syndrome in der Praxis/der Notaufnahme.

AF = Vorhofflimmern; ARVC = arrhythmogene rechtsventrikuläre Kardiomyopathie; AV = atrioventrikulär; bpm = Schläge pro Minute; EKG = Elektrokardiogramm; ICD = implantierbarer Kardioverter/Defibrillator; LQTS = Long-QT-Syndrom; LVEF = linksventrikuläre Ejektionsfraktion; SCD = plötzlicher Herztod; SVT = supraventrikuläre Tachykardie; VT = Kammertachykardie.

[4] ESC Pocket Guidelines. Diagnose und Management von Synkopen, Version 2018, S. 15–16, Tabelle 4.

Therapeutisches Vorgehen

Das therapeutische Vorgehen basiert nach Möglichkeit auf Risikostratifizierung und Identifizierung von spezifischen Mechanismen

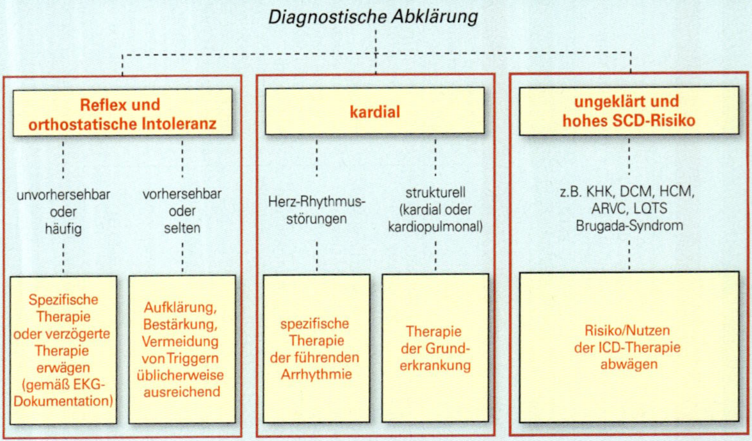

Diagnostische Abklärung

ARVC = arrhythmogene rechtsventrikuläre Kardiomyopathie; DCM = dilatative Kardiomyopathie; EKG = Elektrokardiogramm; HCM = hypertrophe Kardiomyopathie; ICD = implantierbarer Kardioverter/Defibrillator; KHK = koronare Herzkrankheit; LQTS = Long-QT-Syndrom; SCD = plötzlicher Herztod.

[4] ESC Pocket Guidelines. Diagnose und Management von Synkopen, Version 2018, S. 33, Abbildung 8.

Management Reflexsynkope

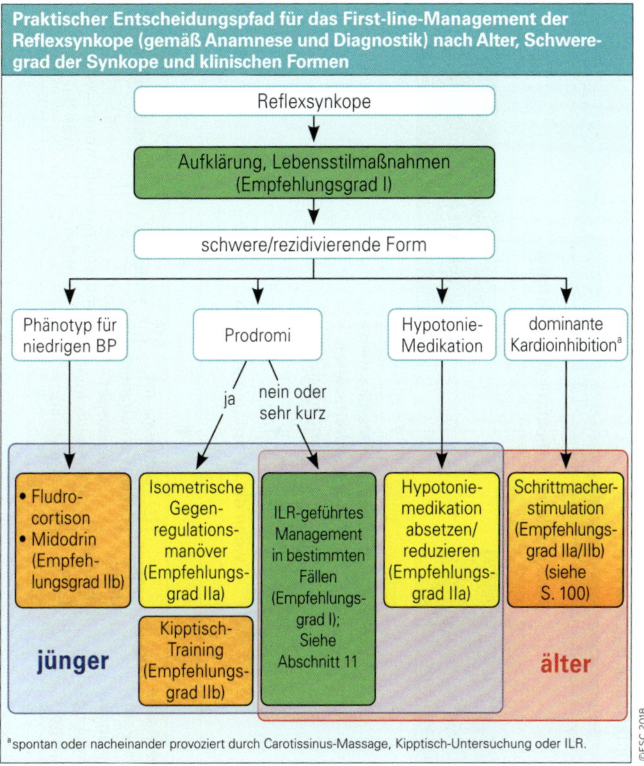

BP = Blutdruck; ILR = implantierbarer Loop-Rekorder.

[4] ESC Pocket Guidelines. Diagnose und Management von Synkopen, Version 2018, S. 35, Abbildung 9.

Leitfaden orthostatische Hypotonie

Praktischer Leitfaden für die Behandlung der orthostatischen Hypotonie

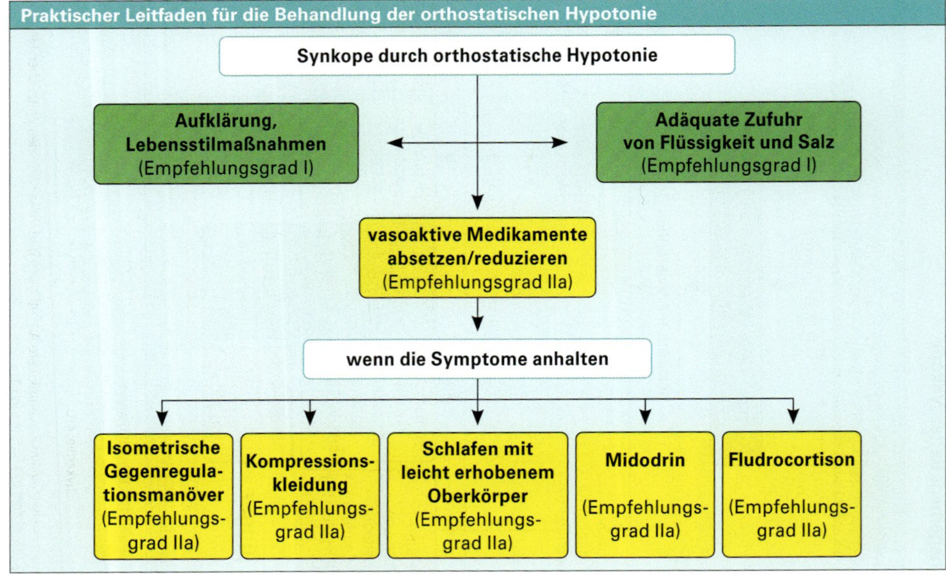

[4] ESC Pocket Guidelines. Diagnose und Management von Synkopen, Version 2018, S. 42, Abbildung 12.

V. Ventrikuläre Arrhythmien (VA)

Zentrale Abbildung

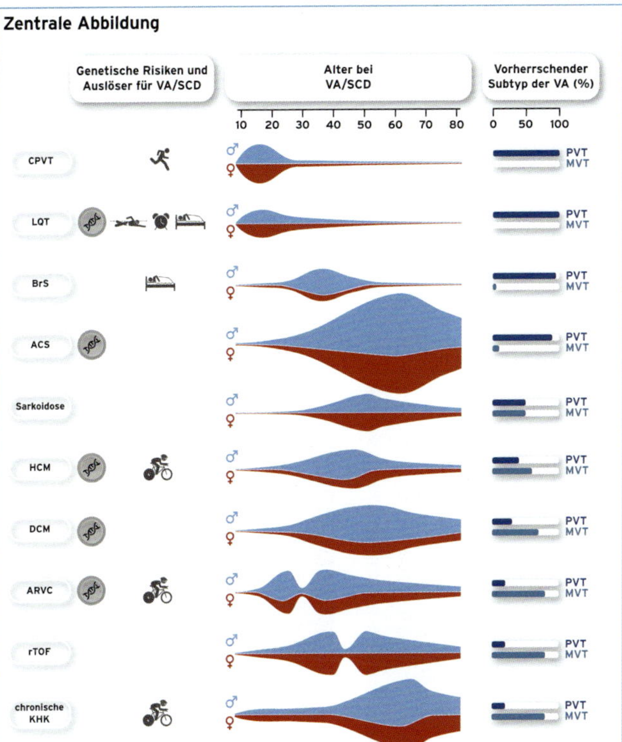

ACS = akutes Koronarsyndrom; ARVC = arrhythmogene rechtsventrikuläre Kardiomyopathie; BrS = Brugada-Syndrom; CPVT = katecholaminerge polymorphe ventrikuläre Tachykardie; HCM = hypertrophe Kardiomyopathie; DCM = dilatative Kardiomyopathie; KHK = koronare Herzerkrankung; LQT = Long-QT; MVT= monomorphe ventrikuläre Tachykardie; PVT = polymorphe ventrikuläre Tachykardie; rTOF = korrigierte Fallot'sche Tetralogie; VF = Kammerflimmern.

©ESC

[5] ESC Pocket Guidelines. Ventrikuläre Arrhythmien und Prävention des plötzlichen Herztodes, Version 2022, S. 9, Abbildung 1.

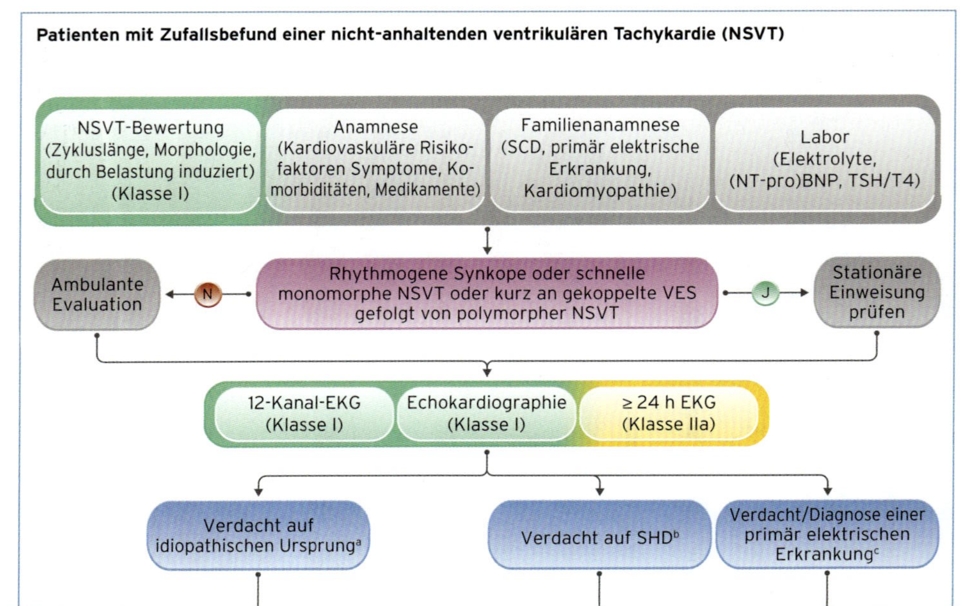
Patienten mit Zufallsbefund einer nicht-anhaltenden ventrikulären Tachykardie (NSVT)

NSVT-Bewertung (Zykluslänge, Morphologie, durch Belastung induziert) (Klasse I)
Anamnese (Kardiovaskuläre Risikofaktoren Symptome, Komorbiditäten, Medikamente)
Familienanamnese (SCD, primär elektrische Erkrankung, Kardiomyopathie)
Labor (Elektrolyte, (NT-pro)BNP, TSH/T4)

Rhythmogene Synkope oder schnelle monomorphe NSVT oder kurz an gekoppelte VES gefolgt von polymorpher NSVT
N
Ambulante Evaluation
J
Stationäre Einweisung prüfen

12-Kanal-EKG (Klasse I)
Echokardiographie (Klasse I)
≥ 24 h EKG (Klasse IIa)

Verdacht auf idiopathischen Ursprung[a]
Verdacht auf SHD[b]
Verdacht/Diagnose einer primär elektrischen Erkrankung[c]

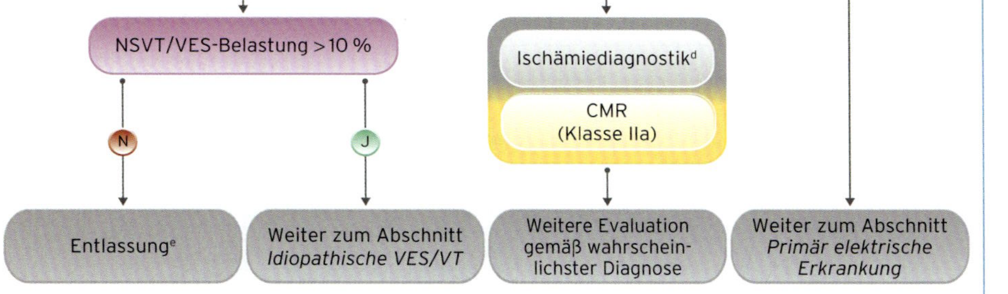

KHK = koronare Herzerkrankung; CMR = kardiale Magnetresonanztomographie; EKG = Elektrokardiogramm; J = Ja; N = Nein; NSVT = nicht-anhaltende ventrikuläre Tachykardie; (NT-pro)BNP = N-terminales pro-brain natriuretisches Peptid; SCD = plötzlicher Herztod; SHD = strukturelle Herzerkrankung; VES = ventrikuläre Extrasystole.

[a] EKG-Morphologie, die auf einen RVOT oder faszikulären Ursprung hindeutet, negative Familienanamnese, normales 12-Kanal-EKG und Echokardiogramm.

[b] z.B. atrioventrikuläre Leitungsanomalien, Q-Wellen, breiter QRS-Komplex, ST/T-Wellen-Abweichungen, abnorm hohe oder niedrige Spannungen. Ventrikuläre Dysfunktion/Dilatation/Hypertrophie/Wandverdünnung, Wandbewegungsanomalien, multifokale VES/NSVT/zunehmende ventrikuläre Arrhythmie (VA) bei Belastung.

[c] z.B. Brugada-Muster, long/short QT, polymorphe/zweiseitige VA bei Belastung.

[d] Diagnostischer Test zum Ausschluss einer KHK entsprechend dem Patientenprofil und den Symptomen.

[e] Bei neuen Symptomen oder Veränderungen des klinischen Zustands des Patienten eine erneute Beurteilung in Betracht ziehen.

[5] ESC Pocket Guidelines. Ventrikuläre Arrhythmien und Prävention des plötzlichen Herztodes, Version 2022, S. 12, Abbildung 2.

Patienten mit erster anhaltender monomorpher ventrikulärer Tachykardie (SMVT)

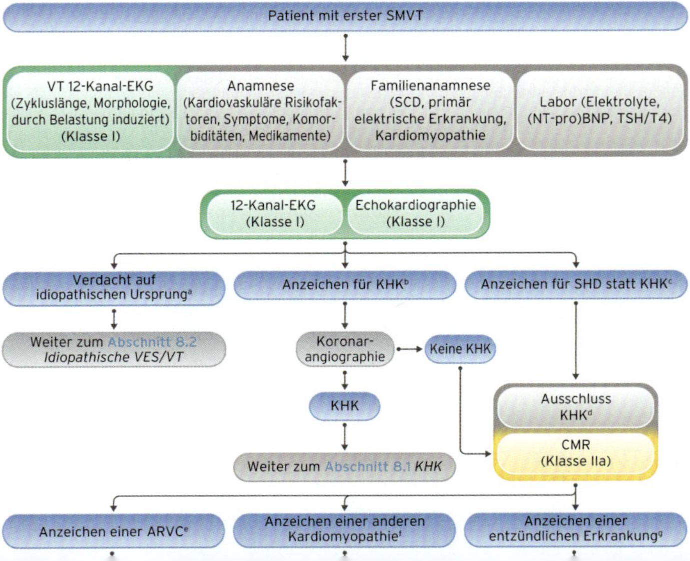

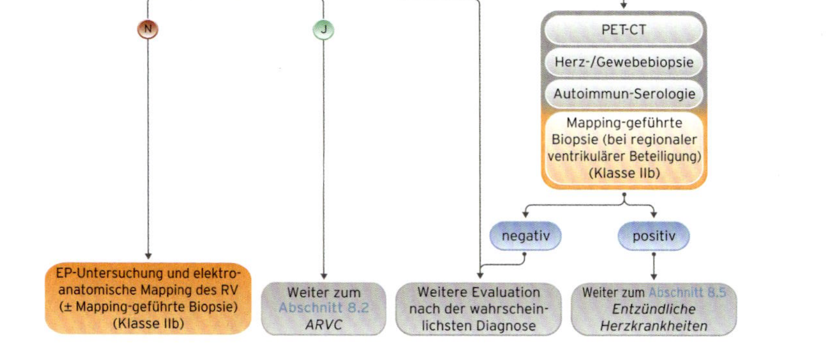

ARVC = arrhythmogene rechtsventrikuläre Kardiomyopathie; KHK = koronare Herzerkrankung; CMR = kardiale Magnetresonanztomographie; EKG = Elektrokardiogramm; EP = elektrophysiologisch; J = Ja; LV = linksventrikulär/linker Ventrikel; N = Nein; PET-CT = Positronen-Emissions-Tomographie Computertomographie; RV = rechtsventrikulär/rechter Ventrikel; SCD = plötzlicher Herztod; SHD = strukturelle Herzerkrankung ; SMVT = anhaltende monomorphe ventrikuläre Tachykardie; VES = ventrikuläre Extrasystole; VT = ventrikuläre Tachykardie.

[a]EKG-Morphologie, die auf einen RV-Ausflusstrakt oder faszikulären Ursprung hindeutet, negative Familienanamnese, normales 12-Kanal-EKG und Echokardiogramm. [b] z.B. Q-Wellen, QRS-Fragmentierung, ST/T-Anomalien, Wandbewegungsanomalien in den Koronargebieten. [c]z.B. atrioventrikuläre (AV) Leitungsanomalien, Q-Wellen, breiter QRS-Komplex, T-Wellen-Inversion, abnorm hohe oder niedrige Spannungen. Ventrikuläre Dysfunktion/Dilatation/Hypertrophie/Wandverdünnung/Wandbewegungsanomalien/diffuse Hypokinesie. [d]Diagnostischer Test zum Ausschluss einer KHK je nach Patientenprofil und Symptomen. [e]Gemäß den überarbeiteten Task-Force-Kriterien. [f]z.B. AV-Leitungsanomalien, abnorm hohe oder niedrige Spannungen, breiter QRS -Komplex, ST/T-Wellenabweichungen, LV-Dilatation und -Dysfunktion, späte Gadolinium-Anreicherung (LGE) mit nicht-ischämischer Verteilung. [g]z.B. AV-Block, breiter QRS-Komplex, ST/T-Abweichungen, multifokale VES, entzündliche Hyperämie und Ödem, Fibrose, systolische LV- und RV-Dysfunktion, Perikarderguss.

©ESC

[5] ESC Pocket Guidelines. Ventrikuläre Arrhythmien und Prävention des plötzlichen Herztodes, Version 2022, S. 13, Abbildung 3.

Diagnostik bei Überlebenden eines plötzlichen Herzstillstands (SCA)

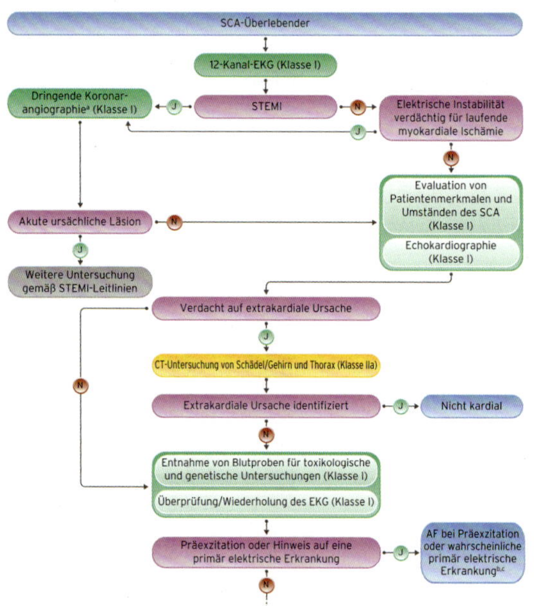

(Fortsetzung nächste Seite)

AF = Vorhofflimmern; KHK = koronare Herzerkrankung; CMR = kardiale Magnetresonanztomographie; CT =Computertomographie; EKG = Elektrokardiogramm; J = Ja; LGE = Late Gadolinium Enhancement; N = Nein; SCA = plötzlicher Herzstillstand; SHD = strukturelle Herzerkrankung; SMVT = anhaltende monomorphe ventrikuläre Tachykardie; STEMI = ST-Hebungsinfarkt; VF = Kammerflimmern.

[a] 2017 ESC Guidelines for the management of acute myocardial infarction in patients presenting with ST-segment elevation. [b] Ausschluss einer SHD je nach Alter und Merkmalen des Patienten; die QT-Dauer muss einige Tage nach dem Herzstillstand erneut bestimmt werden. [c] Je nach Patientenmerkmalen und klinischem Kontext ist eine kardiale CT/Koronarangiographie in Betracht zu ziehen. [d] Die linksventrikuläre Funktion im Echokardiogramm muss einige Tage nach dem Herzstillstand erneut bestimmt werden, um ein „stunning" als Ursache der systolischen Dysfunktion auszuschließen. [e] Bei klinischen Verdacht (typische Symptome und vorübergehende ST-Hebung während der Überwachung) kann ein früherer Test auf koronare Vasospasmen in Betracht gezogen werden.

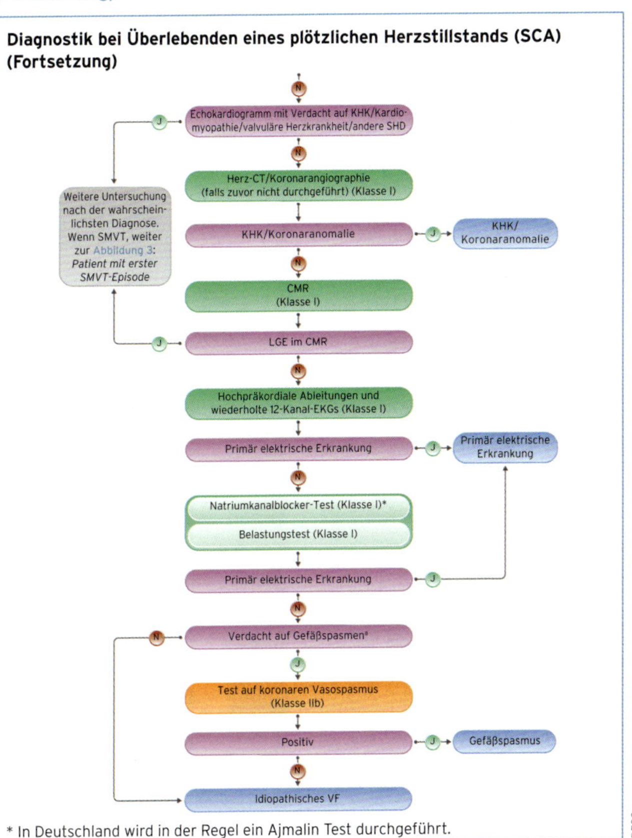

* In Deutschland wird in der Regel ein Ajmalin Test durchgeführt.

©ESC

[5] ESC Pocket Guidelines. Ventrikuläre Arrhythmien und Prävention des plötzlichen Herztodes, Version 2022, S. 15-16, Abbildung 4.

Diagnostik bei Angehörigen von Opfern eines Syndroms des plötzlichen Rhythmustods (SADS)

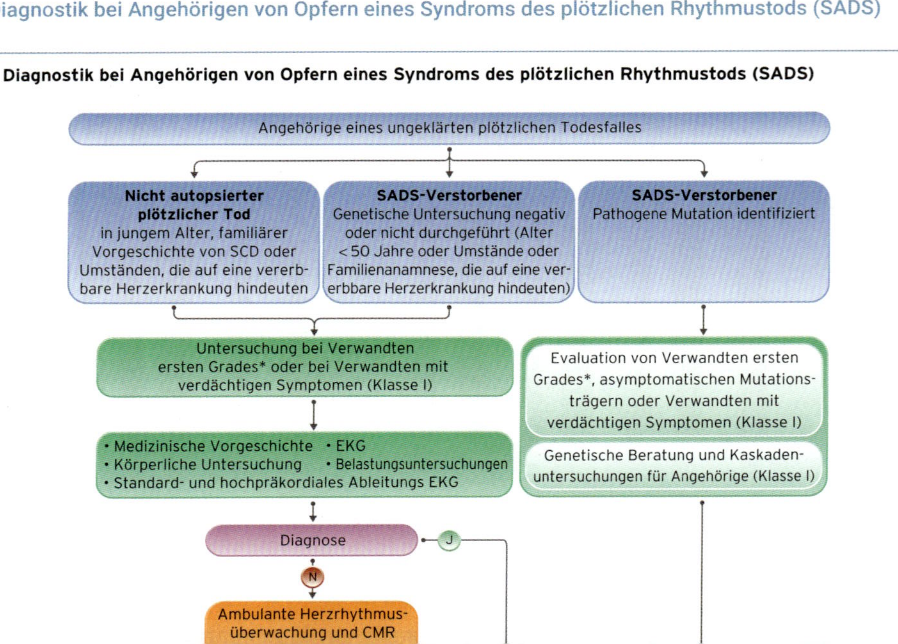

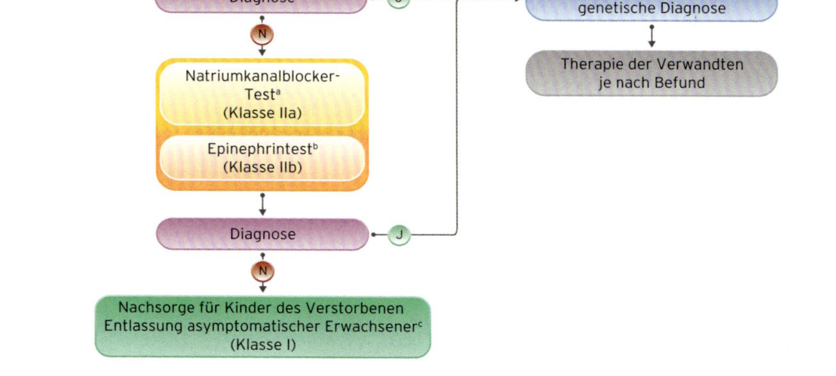

* Abweichend vom sonstigen deutschen Sprachgebrauch sind hierin auch Geschwister eingeschlossen.

CMR = kardiale Magnetresonanztomographie; EKG = Elektrokardiogramm; J = Ja; N = Nein;
SADS = Syndrom des plötzlichen Rhythmustodes; SCD = plötzlicher Herztod.

[a] Über 16 Jahre alt ± Verdacht auf Brugada-Syndrom aufgrund von Tests oder Todesumständen des Verstorbenen. [b] Wenn Belastung nicht möglich ist. [c] Reevaluierung bei Änderung der Familiengeschichte oder neuen Symptomen.

©ESC

In Deutschland wird in der Regel ein Ajmalin Test durchgeführt.

[5] ESC Pocket Guidelines. Ventrikuläre Arrhythmien und Prävention des plötzlichen Herztodes, Version 2022, S. 19, Abbildung 6.

Akutbehandlung einer regelmäßigen Tachykardie mit breitem QRS-Komplex

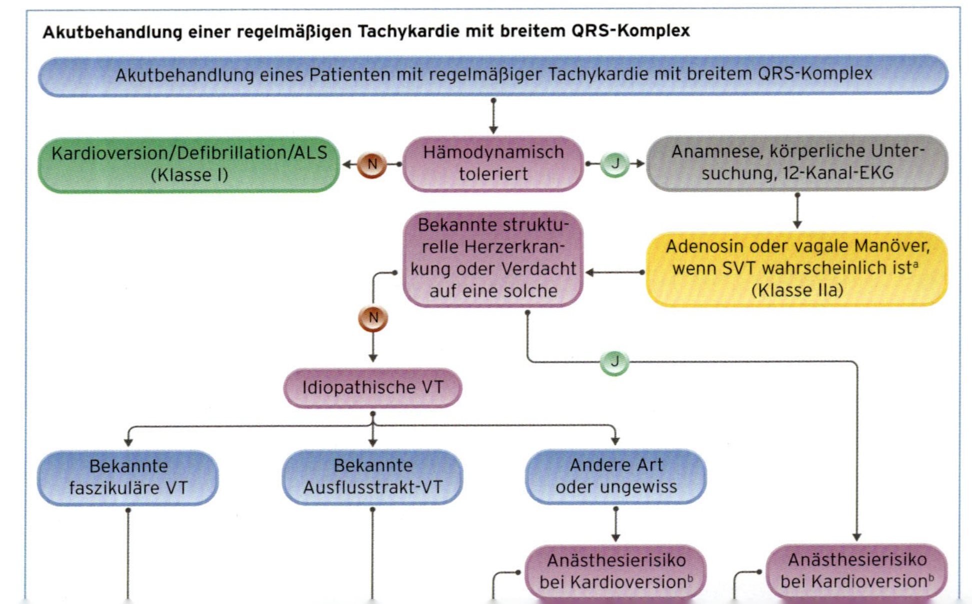

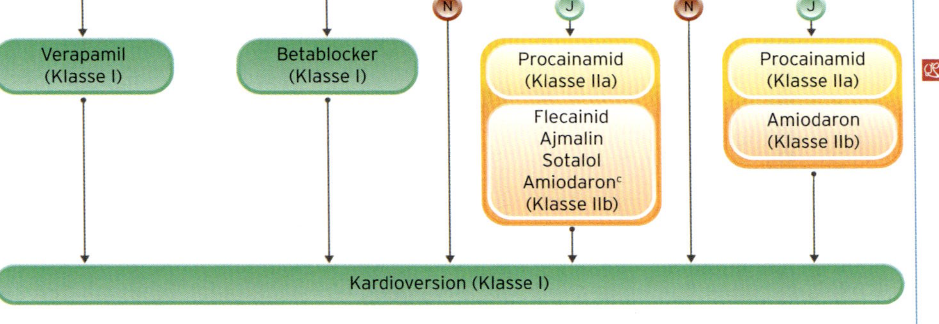

EKG = Elektrokardiogramm; J = Ja; N = Nein; SVT = supraventrikuläre Tachykardie; VT = ventrikuläre Tachykardie

[a]Neben einer SVT kann Adenosin evtl. auch eine idiopathische VT beenden, was auf eine getriggerte Aktivität als Mechanismus der Arrhythmie hindeutet. [b]Der Nutzen einer Kardioversion sollte gegen die mit der Anästhesie/Sedierung verbundenen Risiken abgewogen werden. [c]Angesichts der begrenzten Verfügbarkeit der anderen Antiarrhythmika.

Procainamid ist in Deutschland nicht zugelassen. Ajmalin ist im Einzelfall eine wirksame, verfügbare Alternative. Siehe auch: Eckardt, L., Könemann, H., Bosch, R. et al. Kommentar zu den Leitlinien 2022 der ESC zu ventrikulären Arrhythmien und Prävention des plötzlichen Herztodes. Kardiologie 17, 27–38 (2023). https://doi.org/10.1007/s12181-022-00589-7

[5] ESC Pocket Guidelines. Ventrikuläre Arrhythmien und Prävention des plötzlichen Herztodes, Version 2022, S. 23, Abbildung 7.

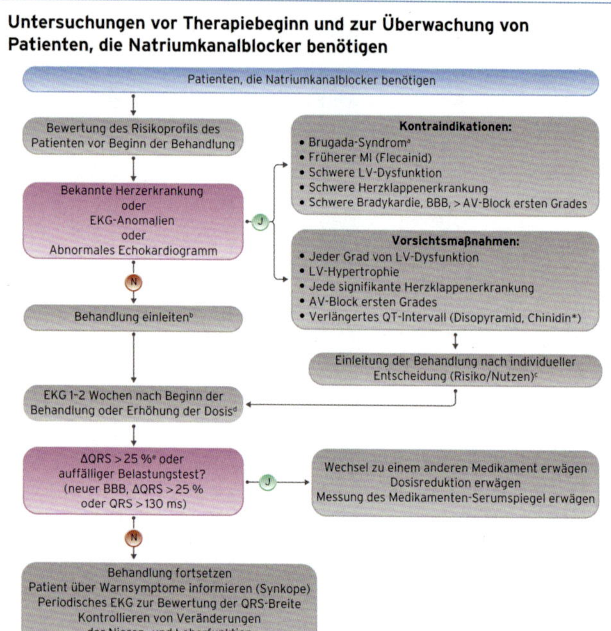

BBB = Schenkelblock; EKG = Elektrokardiogramm; ICD = implantierbarer Kardioverter/Defibrillator; J = Ja; LV = linksventrikulär/linker Ventrikel; MI = Myokardinfarkt; N = Nein.

[a] http://www.brugadadrugs.org. [b] Gleichzeitige Verabreichung von Medikamenten mit AV-Knoten blockierender Wirkung bei Patienten mit Vorhofflimmern oder Vorhofflattern. [c] Bei ICD-Trägern kann ein höheres Risiko für medikamenteninduzierte Proarrhythmie in Kauf genommen werden. [d] Gemäß den 2020 ESC Guidelines for the dignosis and management of atrial fibrillation. [e] ΔQRS > 25 % ist kein absoluter Grenzwert, sondern hängt von der QRS-Breite vor der Medikamenteneinleitung und der individuellen Risiko-Nutzen-Abwägung des Patienten ab.

*In Deutschland nicht zugelassen, über §73 AMG international verfügbar.

[5] ESC Pocket Guidelines. Ventrikuläre Arrhythmien und Prävention des plötzlichen Herztodes, Version 2022, S. 28, Abbildung 9.

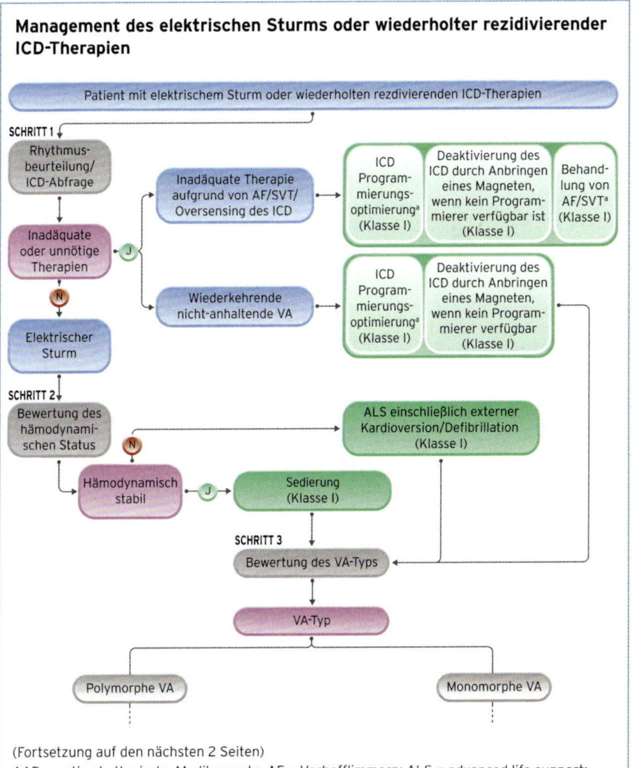

(Fortsetzung auf den nächsten 2 Seiten)

AAD = antiarrhythmische Medikamente; AF = Vorhofflimmern; ALS = advanced life support; CPVT = katecholaminerge polymorphe ventrikuläre Tachykardie; ERS = frühes Repolarisations-syndrom; ICD = implantierbarer Kardioverter/Defibrillator; J = Ja; N = Nein; STEMI = ST-Hebungs-infarkt; SVT = supraventrikuläre Tachykardie; VA = ventrikuläre Arrhythmie; VES = ventrikuläre Extrasystole VF = Kammerflimmern.

[a]Besondere Aspekte der Device-Therapie.

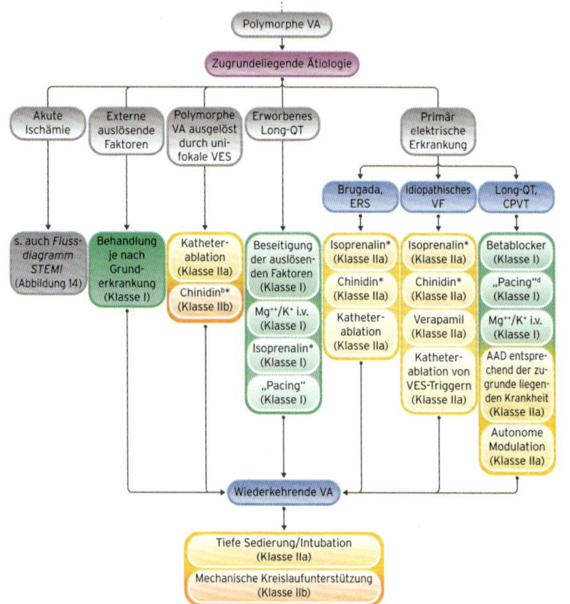

(Fortsetzung auf der nächsten Seite)

AAD = antiarrhythmische Medikamente; i.v. = intravenös; VES = ventrikuläre Extrasystole.

[b] Keine Daten zur Wirkung von Chinidin auf VES-getriggerte polymorphe VA bei Patienten mit Kardiomyopathien. [c] Hohe VA-Belastung bezieht sich auf ein klinisches Szenario mit sehr häufigen VA-Episoden, die ICD-Schocks erfordern, wenn nur kurze Perioden mit stabilem Rhythmus erreicht werden können. Niedrige VA-Belastung bezieht sich auf ein klinisches Szenario mit wiederholten ATP/ICD-Schocks, gefolgt von einem stabilen Rhythmus. [d] Wenn Bradykardie oder postextrasystolische Pausen das Auftreten von PVT/VF auslösen. [e] Overdrive-Stimulation (durch Stimulation mit einer etwas höheren Frequenz als dem Grundrhythmus) kann zur vorübergehenden Unterdrückung langsamer rezidivierender VT hilfreich sein.

* In Deutschland nicht zugelassen, über §73 AMG international verfügbar.

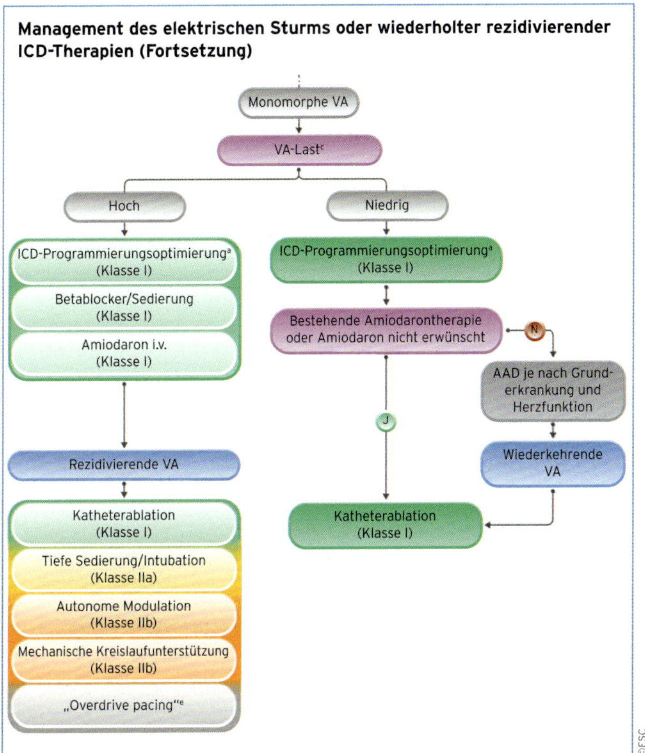

[5] ESC Pocket Guidelines. Ventrikuläre Arrhythmien und Prävention des plötzlichen Herztodes, Version 2022, S. 24-26, Abbildung 8.

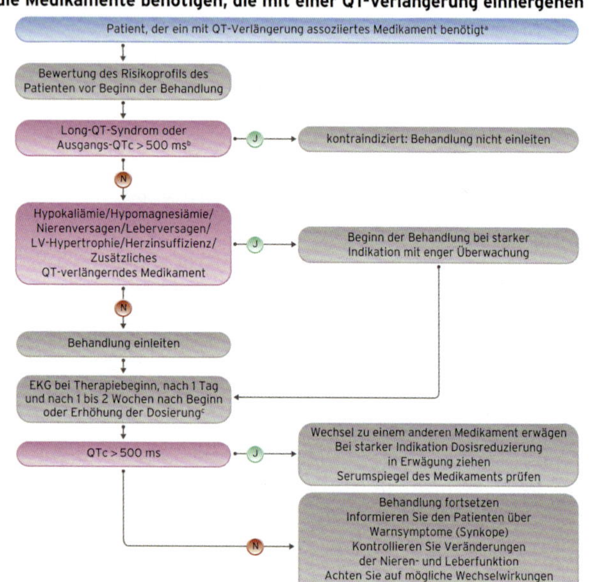

Bei Risikopatienten sollte initial in der Aufdosierung eine häufigere EKG-Kontrolle erfolgen. Siehe auch: Eckardt, L., Könemann, H., Bosch, R. et al. Kommentar zu den Leitlinien 2022 der ESC zu ventrikulären Arrhythmien und Prävention des plötzlichen Herztodes. Kardiologie 17, 27–38 (2023). https://doi.org/10.1007/s12181-022-00589-7

[5] ESC Pocket Guidelines. Ventrikuläre Arrhythmien und Prävention des plötzlichen Herztodes, Version 2022, S. 29, Abbildung 10.

Empfehlungen für die ICD-Implantation (allgemeine Aspekte)

Empfehlungen für die ICD-Implantation (allgemeine Aspekte)		
Empfehlungen	**Klasse**	**Evidenz-grad**
Die Implantation eines Kardioverters/Defibrillators wird nur bei Patienten empfohlen, bei denen eine Lebenserwartung >1 Jahr bei guter Lebensqualität besteht.	I	C
Es wird nicht empfohlen, einen ICD bei Patienten mit unaufhörlichen VA zu implantieren, bis die VA kontrolliert ist.	III	C

Empfehlungen zur Sekundärprävention eines SCD

Empfehlungen	Klasse	Evidenz-grad
Eine ICD-Implantation wird bei Patienten mit dokumentiertem VF oder hämodynamisch nicht tolerierter VT empfohlen, wenn keine reversiblen Ursachen vorliegen.	I	C
Bei Patienten mit VT/VF, einer Indikation für einen ICD und fehlender Kontraindikation für Amiodaron kann Amiodaron erwogen werden, wenn ein ICD nicht verfügbar ist, kontraindiziert ist oder vom Patienten abgelehnt wird.	IIb	C
Bei Patienten mit SMVT oder SPVT/VF, die durch VES mit ähnlicher Morphologie ausgelöst werden, und einer Indikation für einen ICD kann eine Katheterablation erwogen werden, wenn ein ICD nicht zur Verfügung steht, kontraindiziert ist oder vom Patienten abgelehnt wird.	IIb	C

©ESC

[5] ESC Pocket Guidelines. Ventrikuläre Arrhythmien und Prävention des plötzlichen Herztodes, Version 2022, S. 30.

Empfehlungen für einen subkutanen ICD

Empfehlungen	Klasse	Evidenz-grad
Der vollständig subkutane Defibrillator sollte als Alternative zum transvenösen Defibrillator bei Patienten mit einer Indikation für einen ICD erwogen werden, wenn eine Schrittmachertherapie bei Bradykardie, kardiale Resynchronisation oder ATP nicht erforderlich ist.	IIa	B

Empfehlungen für eine zusätzliche CRT zur ICD-Therapie

Empfehlungen	Klasse	Evidenz-grad
Wenn ein ICD indiziert ist, wird empfohlen zu prüfen, ob der Patient von einem CRT-Defibrillator profitieren könnte.	I	C

Empfehlungen für einen tragbaren Kardioverter/Defibrillator

Empfehlungen	Klasse	Evidenz-grad
Der WCD sollte für erwachsene Patienten mit einer sekundärprophylaktischen ICD-Indikation erwogen werden, die vorübergehend keine Kandidaten für eine ICD-Implantation sind.	IIa	C
Der WCD kann in der Frühphase nach einem MI bei ausgewählten Patienten erwogen werden.*	IIb	B

Empfehlungen zur Optimierung der Geräteprogrammierung

Empfehlungen	Klasse	Evidenz-grad
Die Optimierung der ICD-Programmierung wird empfohlen, um inadäquate und unnötige Therapien zu vermeiden und die Sterblichkeit zu senken.	I	A

*Siehe auch: Deneke, T., Bosch, R., Eckardt, L. et al. Der tragbare Kardioverter/Defibrillator (WCD) – Indikationen und Einsatz. Kardiologe 13, 292-304 (2019). https://doi.org/10.1007/s12181-019-0331-4

[5] ESC Pocket Guidelines. Ventrikuläre Arrhythmien und Prävention des plötzlichen Herztodes, Version 2022, S. 31.

Prävention und Behandlung von VA bei STEMI

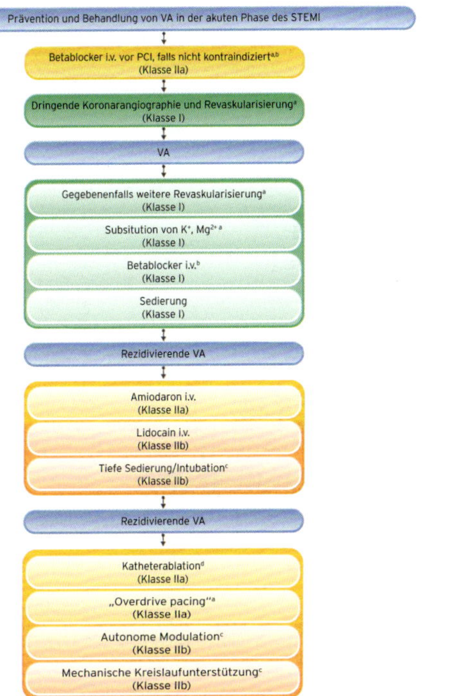

PCI = perkutane Koronarintervention; STEMI = ST-Hebungsinfarkt; VA = ventrikuläre Arrhythmie; VES = ventrikuläre Extrasystole.

[a] 2017 ESC Guidelines for the management of acute myocardial infarction in patients presenting with ST-segment elevation. [b] Intravenöse Betablocker müssen bei Patienten mit Hypotonie, akuter Herzinsuffizienz, AV-Block oder schwerer Bradykardie vermieden werden. [c] Flowchart für die Behandlung des elektrischen Sturms. [d] Wenn ähnliche VES rezidivierende polymorphe VA auslösen.

©ESC

[5] ESC Pocket Guidelines. Ventrikuläre Arrhythmien und Prävention des plötzlichen Herztodes, Version 2022, S. 37, Abbildung 11.

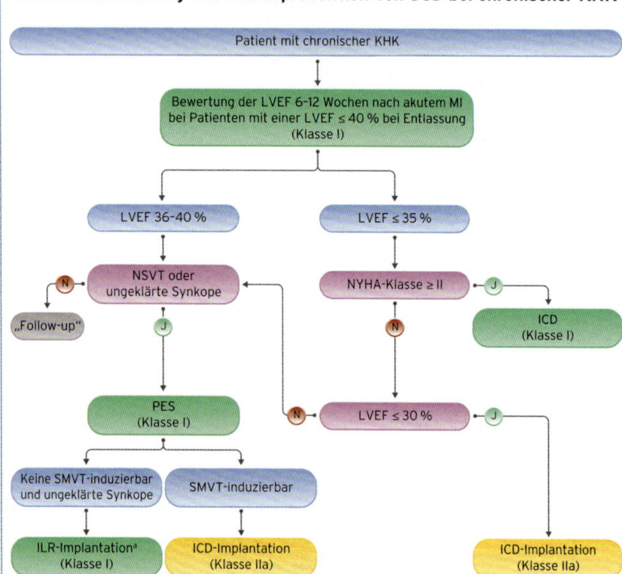

KHK = koronare Herzerkrankung; ICD = implantierbarer Kardioverter/Defibrillator; ILR = implantierbarer Ereignis-Rekorder; J = Ja; LVEF = linksventrikuläre Ejektionsfraktion; MI = Myokardinfarkt; N = Nein; NSVT = nicht-anhaltende ventrikuläre Tachykardie; NYHA = New York Heart Association; PES = programmierte elektrische Kammerstimulation; SMVT = anhaltende monomorphe ventrikuläre Tachykardie.

[a]2018 ESC Guidelines for the diagnosis and management of syncope.

[5] ESC Pocket Guidelines. Ventrikuläre Arrhythmien und Prävention des plötzlichen Herztodes, Version 2022, S. 38, Abbildung 12.

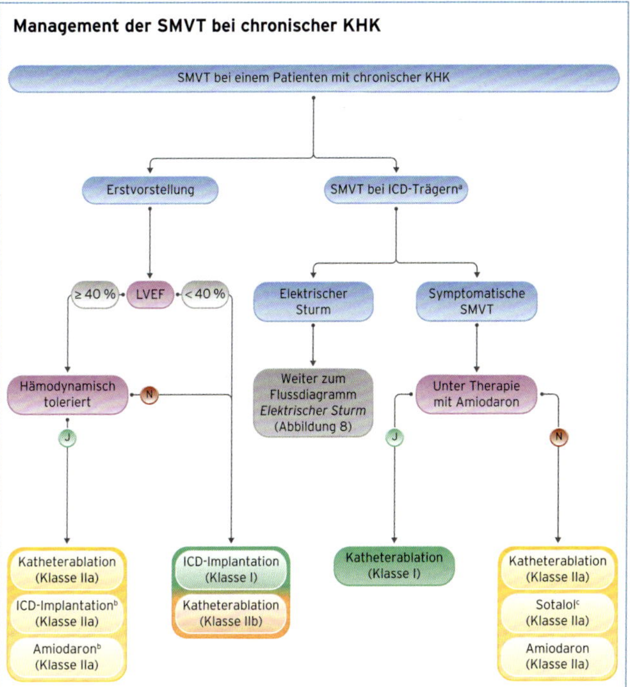

[5] ESC Pocket Guidelines. Ventrikuläre Arrhythmien und Prävention des plötzlichen Herztodes, Version 2022, S. 39, Abbildung 13.

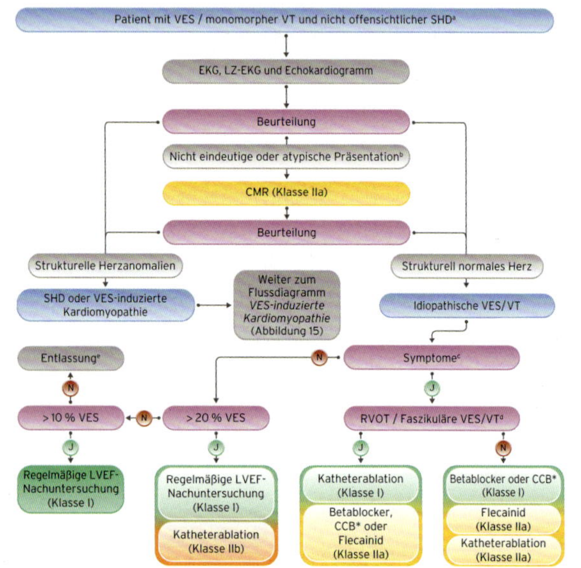

AAD = antiarrhythmische Medikamente; CCB = Kalziumkanalblocker; CMR = kardiale Magnetresonanztomographie; EKG = Elektrokardiogramm; J = Ja; LVEF = linksventrikuläre Ejektionsfraktion; LZ-EKG = Langzeit-EKG; N = Nein; RSB = Rechtsschenkelblock; RVOT = rechtsventrikulärer Ausflusstrakt; SHD = strukturelle Herzerkrankung; VES = ventrikuläre Extrasystole; VT = ventrikuläre Tachykardie.

[a] Nicht offensichtliche SHD ist definiert durch das Fehlen signifikanter Anomalien bei der körperlichen Untersuchung, dem 12-Kanal-EKG und dem Echokardiogramm. [b] Atypisches Erscheinungsbild: z. B. höheres Alter, RSB-Morphologie, anhaltende monomorphe VT, die mit einem Re-Entry vereinbar ist. [c] Symptome sollten relevant sein und mit VES/VT in Verbindung stehen. [d] Ursprung wird durch das EKG vermutet oder während der elektrophysiologischen Untersuchung bestätigt. [e] Eine erneute Bewertung ist in Betracht zu ziehen, wenn neue Symptome oder Veränderungen im klinischen Zustand des Patienten auftreten.

* CCB vom Non-Dihydropyridin-Typ.

[5] ESC Pocket Guidelines. Ventrikuläre Arrhythmien und Prävention des plötzlichen Herztodes, Version 2022, S. 42, Abbildung 14.

Zusammenfassung der Empfehlungen für die Behandlung häufiger idiopathischer VES/VT oder einer VES-induzierten Kardiomyopathie

Zusammenfassung der Empfehlungen für die Behandlung häufiger idiopathischer VES/VT oder einer VES-induzierten Kardiomyopathie					
	Ablation	Beta-blocker	CCB*	Flecainid	Amiodaron
RVOT/Faszikuläre VES/VT: Symptomatisch, normale LV-Funktion	Klasse I	Klasse IIa	Klasse IIa	Klasse IIa	Klasse III
VES/VT mit Ausnahme von RVOT/Faszikulär: Symptomatisch, normale LV-Funktion	Klasse IIa	Klasse I	Klasse I	Klasse IIa	Klasse III
RVOT/Faszikuläre VES/VT: LV-Dysfunktion	Klasse I	Klasse IIa	Klasse III[a]	Klasse IIa[b]	Klasse IIa
VES/VT mit Ausnahme von RVOT/Faszikulär: LV-Dysfunktion	Klasse I	Klasse IIa	Klasse III[a]	Klasse IIa[b]	Klasse IIa
VES: Anteil >20 %, asymptomatisch, normale LV-Funktion	Klasse IIb				Klasse III

CCB = Kalziumkanalblocker*; LV = linksventrikulär/linker Ventrikel; RVOT = rechtsventrikulärer Ausflusstrakt; VES = ventrikuläre Extrasystole; VT = ventrikuläre Tachykardie.

[a] Intravenöse Kalziumkanalblocker. [b] Nur bei ausgewählten Patienten (moderate LV-Dysfunktion).

* CCB vom Non-Dihydropyridin-Typ.

[5] ESC Pocket Guidelines. Ventrikuläre Arrhythmien und Prävention des plötzlichen Herztodes, Version 2022, S. 43, Tabelle 3.

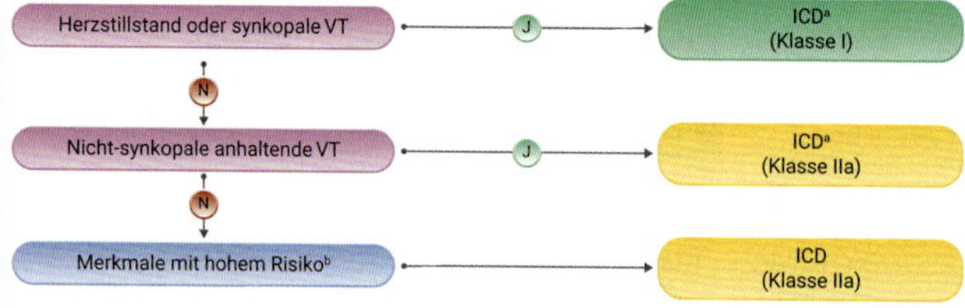

Kardiomyopathie: Algorithmus zur Entscheidungsfindung für implantierbare Kardioverter-Defibrillatoren bei Patienten mit ARVC

ARVC = arrhythmogene rechtsventrikuläre Kardiomyopathie; ICD = implantierbarer Kardioverter/Defibrillator; LVEF = linksventrikuläre Ejektionsfraktion; NSVT = nicht-anhaltende ventrikuläre Tachykardie; PES = programmierte elektrische Kammerstimmulation; RVEF = rechtsventrikuläre Ejektionsfraktion; SMVT = anhaltende monomorphe ventrikuläre Tachykardie; VT = ventrikuläre Tachykardie.

[a] Kliniker sollten versuchen, ventrikuläre Arrhythmien mit pharmakologischen oder invasiven antiarrhythmischen Therapien zu kontrollieren, zusätzlich zum Angebot eines ICD.

[b] Hochrisiko-Merkmale sind definiert als entweder kardiale Synkope, NSVT, RVEF < 40 %, LVEF < 45 %, SMVT bei PES oder gemäß dem aktualisierten ARVC-Risikorechner 2019.

[6] ESC Pocket Guidelines. Kardiomyopathie, Version 2023, Abbildung 16.

SCD-Prävention und Behandlung von VA bei kardialer Sarkoidose

SCD-Prävention und Behandlung von VA bei kardialer Sarkoidose

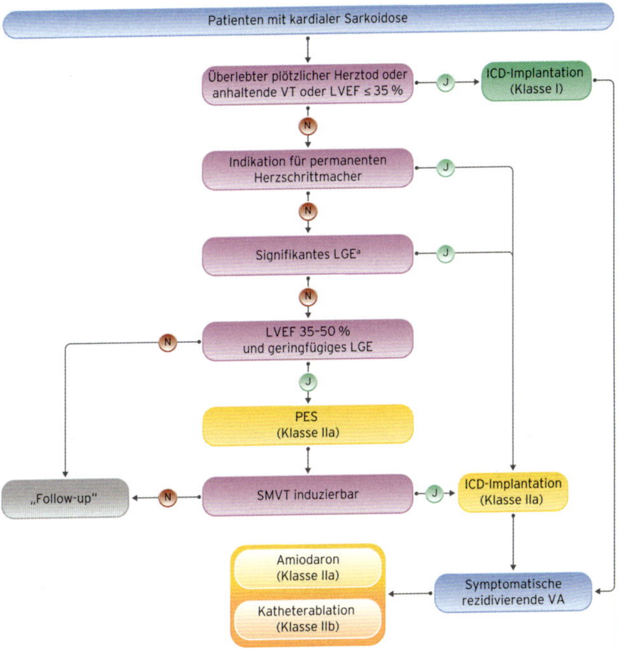

ICD = implantierbarer Kardioverter/Defibrillator; J = Ja; LGE = Late Gadolinium Enhancement; LVEF = linksventrikuläre Ejektionsfraktion; N = Nein; PES = programmierte elektrische Kammerstimulation; SMVT = anhaltende monomorphe ventrikuläre Tachykardie; VA = ventrikuläre Arrhythmie; VT = ventrikuläre Tachykardie.

[a] LGE, das ≥9/22 Segmente oder ≥22 % der LV-Masse betrifft, wurden mit rhythmogenen Endpunkten in Verbindung gebracht.

[5] ESC Pocket Guidelines. Ventrikuläre Arrhythmien und Prävention des plötzlichen Herztodes, Version 2022, S. 60, Abbildung 18.

Diagnosescore für das Long-QT-Syndrom

Diagnosescore für das Long-QT-Syndrom			
Befunde			**Punkte**
EKG	QTc	≥480 ms	3,5
		= 460–479 ms	2
		= 450–459 ms (bei Männern)	1
		≥480 ms während der 4. Minute der Erholung vom Belastungstest	1
	Torsade de pointes		2
	T-Wellen-Alternans		1
	Gekerbte T-Welle in 3 Ableitungen		1
	Altersuntypisch erniedrigte Herzfrequenz		0,5
Klinische Vorgeschichte	Synkope	belastungsinduziert	2
		Ohne Belastung	1
Familiäre Vorgeschichte	Familienmitglied(er) mit eindeutigem LQTS		1
	Ungeklärter SCD im Alter <30 Jahre in der Verwandtschaft ersten Grades*		0,5
Genetischer Befund	Pathogene Mutation		3,5

©ESC

EKG = Elektrokardiogramm; LQTS = Long-QT-Syndrom; SCD = plötzlicher Herztod. Diagnose eines LQTS bei einem Score >3

*Abweichend vom sonstigen deutschen Sprachgebrauch sind hierin auch Geschwister eingeschlossen.

[5] ESC Pocket Guidelines. Ventrikuläre Arrhythmien und Prävention des plötzlichen Herztodes, Version 2022, S. 70, Tabelle 5.

Behandlung von Patienten mit Long-QT-Syndrom

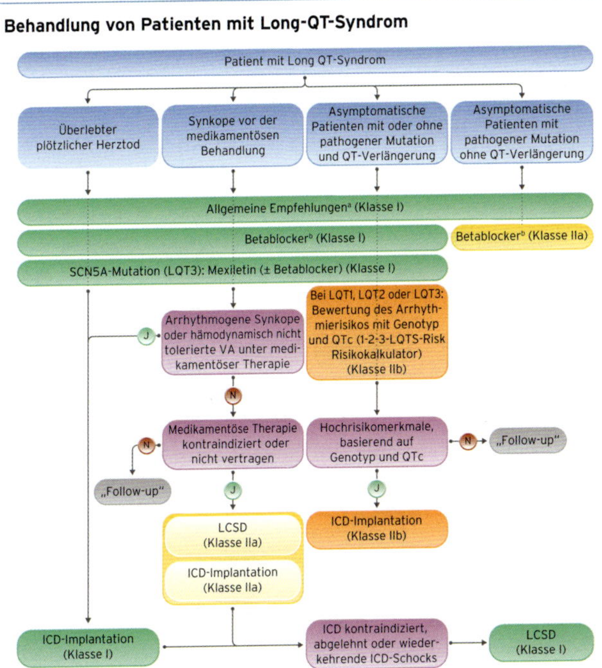

ICD = implantierbarer Kardioverter/Defibrillator; J = Ja; LCSD = linkskardiale sympathische Denervation; LQTS = Long-QT-Syndrom; N = Nein; VA = ventrikuläre Arrhythmie.

[a] Allgemeine Empfehlungen: Vermeidung von QT-verlängernden Medikamenten (http://www.crediblemeds.org), Korrektur von Elektrolytabweichungen (Hypokaliämie, Hypomagnesiämie und Hypokalzämie), Vermeidung von genotypspezifischen Auslösern für Arrhythmien (anstrengendes Schwimmen bei LQT1, Exposition gegenüber lauten Geräuschen bei LQT2).

[b] Bevorzugte Betablocker: Nadolol* und Propranolol.

* In Deutschland nicht zugelassen, über §73 AMG international verfügbar.

[5] ESC Pocket Guidelines. Ventrikuläre Arrhythmien und Prävention des plötzlichen Herztodes, Version 2022, S. 72, Abbildung 21.

Behandlung von Patienten mit Brugada-EKG

Behandlung von Patienten mit Brugada-EKG

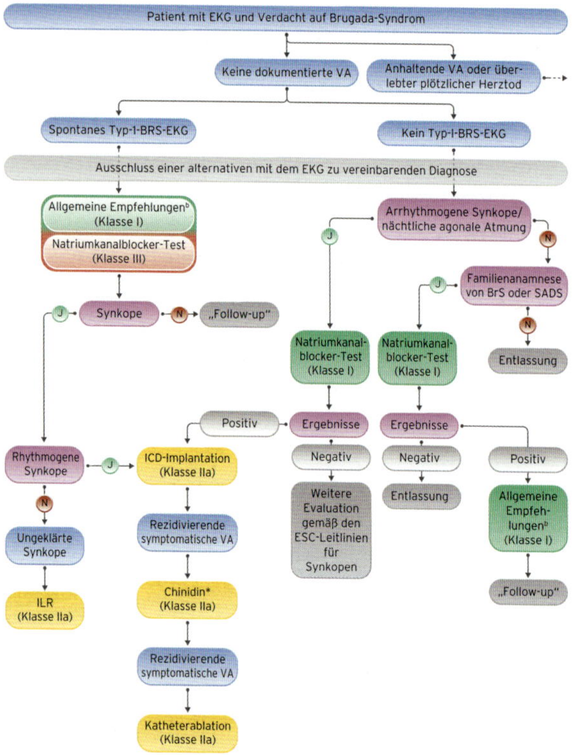

(Fortsetzung auf der nächsten Seite)

* In Deutschland nicht zugelassen, über §73 AMG international verfügbar.

In Deutschland wird in der Regel ein Ajmalin Test durchgeführt.

Behandlung von Patienten mit Brugada-EKG (Fortsetzung)

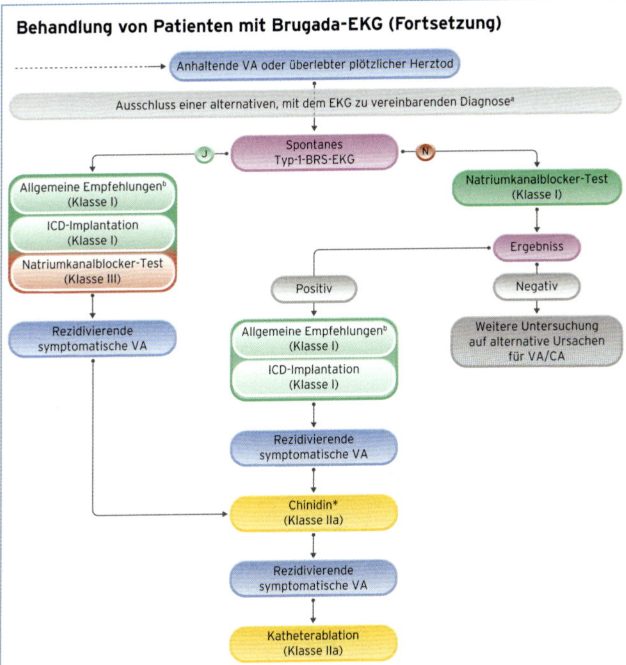

BrS = Brugada-Syndrom; CA = Herzstillstand; EKG = Elektrokardiogramm; ICD = implantierbarer Kardioverter/Defibrillator; ILR = implantierbarer Ereignis-Rekorder; J= Ja; N = Nein; SADS = Syndrom des plötzlichen Rhythmustodes; VA = ventrikuläre Arrhythmie.

[a] Echo, CMR, Herz-CT, Koronarangiographie je nach klinischem Bild und Risikofaktoren des Patienten indiziert. [b] Allgemeine Empfehlungen: Vermeidung von Medikamenten, die eine ST-Strecken-Hebung in den rechten präkordialen Ableitungen auslösen können (http://www. brugadadrugs.org), Vermeidung von Kokain und übermäßigem Alkoholkonsum, Behandlung von Fieber mit fiebersenkenden Mitteln.

* In Deutschland nicht zugelassen, über §73 AMG international verfügbar.

©ESC

[5] ESC Pocket Guidelines. Ventrikuläre Arrhythmien und Prävention des plötzlichen Herztodes, Version 2022, S. 76-77, Abbildung 22.

Behandlung von Patienten mit EKG-Morphologie des ER-Musters/-Syndroms

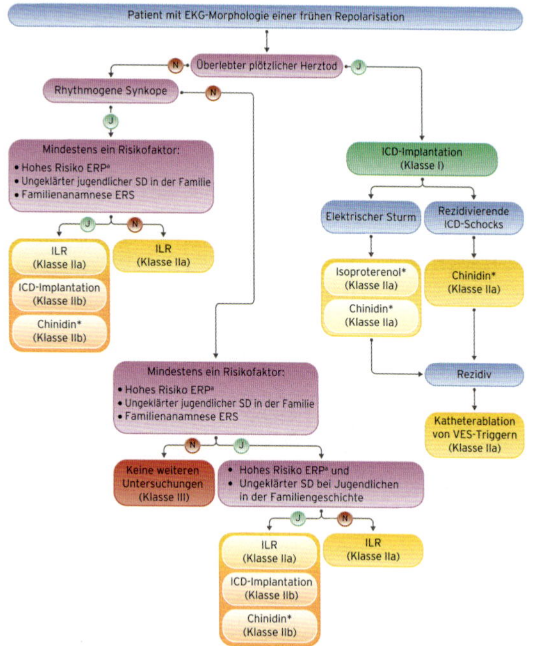

ER = frühe Repolarisation; ERP = frühes Repolarisationsmuster; ERS = frühes Repolarisationssyndrom; ICD = implantierbarer Kardioverter/Defibrillator; ILR = implantierbarer Ereignis-Rekorder; J = Ja; N = Nein; SD = plötzlicher Tod; VA = ventrikuläre Arrhythmie; VES = ventrikuläre Extrasystole.

ᵃERP-Hochrisiko-Merkmale: J-Wellen >2 mm, dynamische Veränderungen des J-Punkts und der ST-Morphologie.

*In Deutschland nicht zugelassen, über §73 AMG international verfügbar.

[5] ESC Pocket Guidelines. Ventrikuläre Arrhythmien und Prävention des plötzlichen Herztodes, Version 2022, S. 80, Abbildung 23.

Behandlung von Patienten mit CPVT

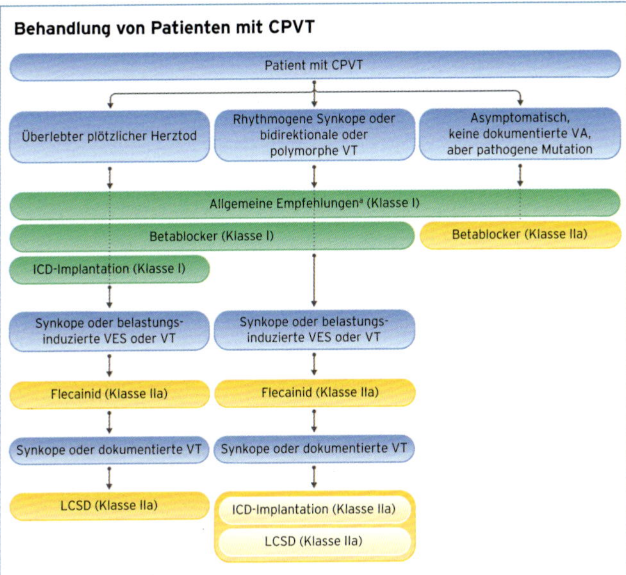

CPVT = katecholaminerge polymorphe ventrikuläre Tachykardie; ICD = implantierbarer Kardioverter/Defibrillator; LCSD = linkskardiale sympathische Denervation; VA = ventrikuläre Arrhythmie; VES = ventrikuläre Extrasystole; VT = ventrikuläre Tachykardie.

[a] Allgemeine Empfehlungen: Vermeiden von Leistungssport, Vermeiden von besonderen Anstrengungen bzw. Stress. [b] Bevorzugte Betablocker: Nadolol* und Propranolol.

* In Deutschland nicht zugelassen, über §73 AMG international verfügbar.

[5] ESC Pocket Guidelines. Ventrikuläre Arrhythmien und Prävention des plötzlichen Herztodes, Version 2022, S. 83, Abbildung 24.

VI. Schrittmacher/ICD/CRT

Algorithmus zur Abklärung von Bradykardie und Erregungsleitungsstörungen

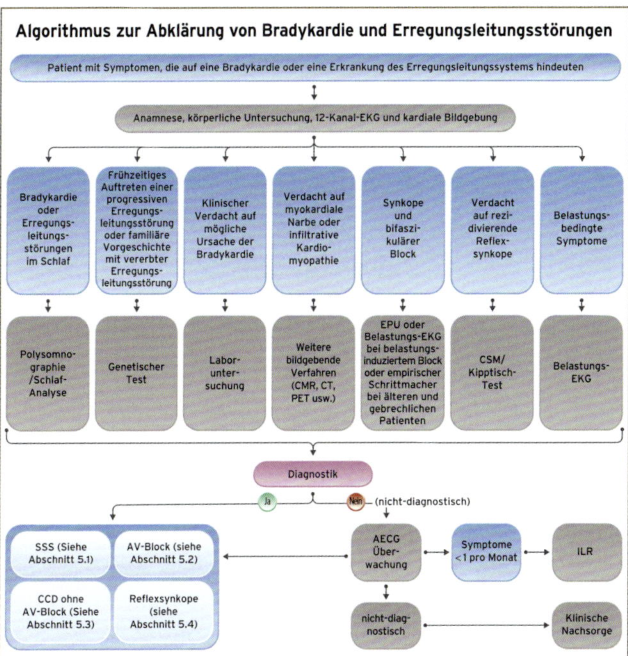

[7] ESC Pocket Guidelines. Schrittmacher- und kardiale Resynchronisationstherapie, Version 2021, S. 22, Abbildung 4.

Entscheidungsalgorithmus für Patienten mit unklarer Synkope und Schenkelblock

Entscheidungsalgorithmus für Patienten mit unklarer Synkope und Schenkelblock

BBB = Schenkelblock (bundle branch block); CRT-D = Kardiale Resynchronisationstherapie mit Defibrillator (cardiac resynchronization therapy defibrillator); CSM = Karotissinus-Massage; EPU = elektrophysiologische Untersuchung; ICD = implantierbarer Kardioverter-Defibrillator; ILR = implantierbarer Ereignisrekorder; LVEF = Linksventrikuläre Ejektionsfraktion.

[7] ESC Pocket Guidelines. Schrittmacher- und kardiale Resynchronisationstherapie, Version 2021, S. 29, Abbildung 6.

Empfehlungen für die kardiale Resynchronisationstherapie bei Patienten im Sinusrhythmus

Empfehlungen für die kardiale Resynchronisationstherapie bei Patienten im Sinusrhythmus		
Empfehlungen	**Empf.-grad**	**Evidenz-grad**
LSB-QRS-Morphologie		
CRT wird für symptomatische HF-Patienten in SR mit LVEF ≤35 %, QRS-Dauer ≥150 ms und LSB-Morphologie trotz OMT empfohlen, um die Symptome zu bessern sowie die Morbidität und Mortalität zu verringern.	I	A
CRT sollte für symptomatische HF-Patienten in SR mit LVEF ≤35 %, QRS-Dauer 130–149 ms und LSB-Morphologie trotz OMT erwogen werden, um die Symptome zu bessern sowie die Morbidität und Mortalität zu verringern.	IIa	B
Nicht-LSB-QRS-Morphologie		
CRT sollte für symptomatische HF-Patienten in SR mit LVEF ≤35 %, QRS-Dauer ≥150 ms und Nicht-LSB-Morphologie trotz OMT erwogen werden, um die Symptome zu bessern und die Morbidität zu verringern.	IIa	B
CRT kann für symptomatische HF-Patienten in SR mit LVEF ≤35 %, QRS-Dauer 130–149 ms und Nicht-LSB-QRS-Morphologie trotz OMT erwogen werden, um die Symptome zu bessern und die Morbidität zu verringern.	IIb	B
QRS-Dauer		
Die CRT ist bei Patienten mit HF und einer QRS-Dauer <130 ms ohne Indikation für eine ventrikuläre Stimulation nicht indiziert.	III	A

©ESC

[7] ESC Pocket Guidelines. Schrittmacher- und kardiale Resynchronisationstherapie, Version 2021, S. 35.

Indikation für die Ablation des atrioventrikulären Übergangs bei Patienten mit symptomatischem permanenten Vorhofflimmern oder persistierendem Vorhofflimmern, die für eine Vorhofflimmerablation nicht geeignet sind

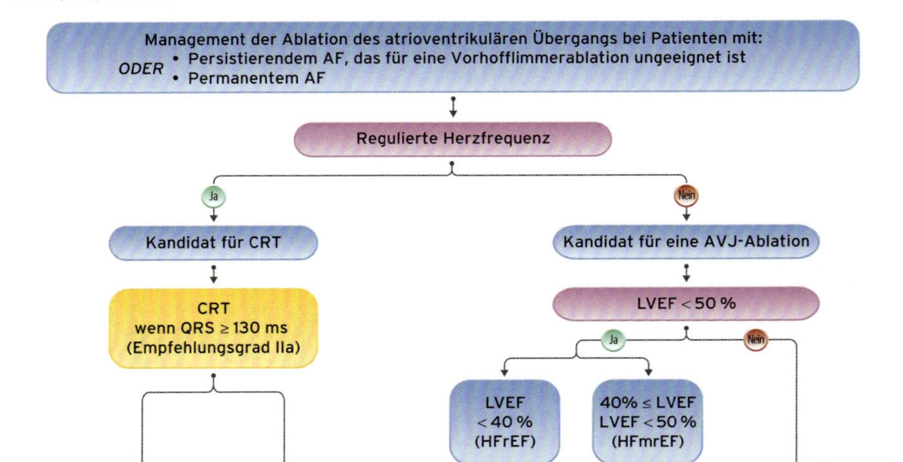

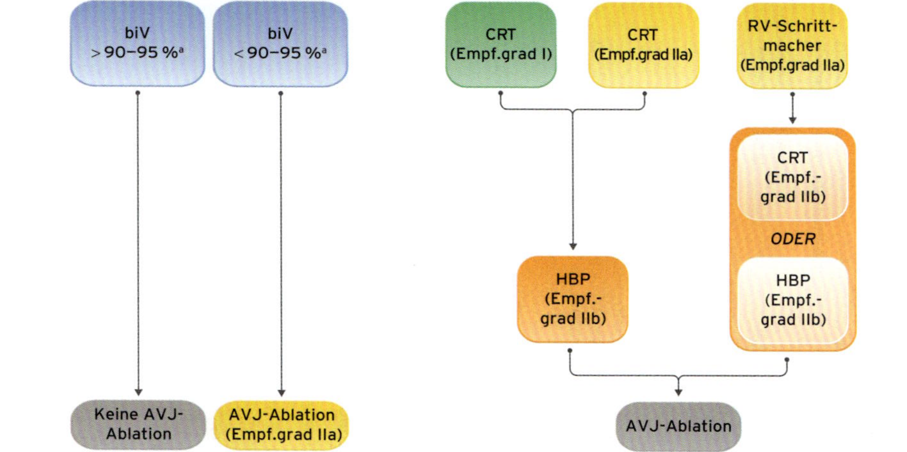

AF = Vorhofflimmern; AVJ = atrioventrikulärer Übergang; biV = biventrikulär; CRT = Kardiale Resynchronisationstherapie (cardiac resynchronization therapy); ESC = Europäische Gesellschaft für Kardiologie; HBP = His-Bündel-Stimulation (his bundle pacing); HFmrEF = Herzinsuffizienz mit mäßiggradig eingeschränkter Ejektionsfraktion; HFrEF = Herzinsuffizienz mit reduzierter Ejektionsfraktion; LVEF = Linksventrikuläre Ejektionsfraktion; QRS = Q-, R- und S-Zacken; RV = rechtsventrikulär/rechter Ventrikel.

[a] Durch eine schnelle ventrikuläre Überleitung. Hinweis: Siehe auch die Empfehlungen in den ESC-Leitlinien zum Vorhofflimmern.

©ESC

[7] ESC Pocket Guidelines. Schrittmacher- und kardiale Resynchronisationstherapie, Version 2021, S. 37, Abbildung 9.

Empfehlungen: Indikationen zur kardialen Resynchronisationstherapie bei Patienten mit persistierendem oder permanentem Vorhofflimmern

Empfehlungen: Indikationen zur kardialen Resynchronisationstherapie bei Patienten mit persistierendem oder permanentem Vorhofflimmern		
Empfehlungen	**Empf.-grad**	**Evidenz-grad**
1) Bei HF-Patienten mit permanentem Vorhofflimmern, die Kandidaten für CRT sind:		
1A) CRT sollte für HF-Patienten mit einer LVEF ≤35 % in NYHA-Klasse III oder IV trotz OMT erwogen werden, wenn sie Vorhofflimmern und einen intrinsischen QRS ≥130 ms haben, sofern eine Strategie zur Sicherstellung biventrikulärer Stimulation vorhanden ist, um die Symptome zu bessern sowie die Morbidität und Mortalität zu verringern.	IIa	C
1B) Die AV-Knoten-Ablation sollte im Falle einer unzureichenden biventrikulären Stimulation (<90–95 %) aufgrund von übergeleitetem Vorhofflimmern durchgeführt werden.	IIa	B
2) Bei Patienten mit symptomatischem Vorhofflimmern und unzureichender Frequenzkontrolle, die für eine AV-Knoten-Ablation infrage kommen (unabhängig von der QRS-Dauer):		
2A) Die CRT wird bei Patienten mit HFrEF empfohlen.	I	B
2B) Bei Patienten mit HFmrEF sollte eher CRT als Standard-RV-Stimulation erwogen werden.	IIa	C
2C) RV-Stimulation sollte bei Patienten mit HFpEF erwogen werden.	IIa	B
2D) CRT kann bei Patienten mit HFpEF erwogen werden.	IIb	C

AVJ = atrioventrikulärer Übergang; HFrEF = Herzinsuffizienz mit reduzierter Ejektionsfraktion (<40 %); HFmrEF = Herzinsuffizienz mit mäßiggradig eingeschränkter Ejektionsfraktion (40–49 %); HFpEF = Herzinsuffizienz mit erhaltener Ejektionsfraktion (≥50 %) gemäß der ESC HF-Leitlinie von 2021.

[7] ESC Pocket Guidelines. Schrittmacher- und kardiale Resynchronisationstherapie, Version 2021, S. 38.

Klinische Merkmale und Präferenzen des Patienten, die bei der Entscheidung zwischen Herzschrittmacher und Defibrillator für die kardiale Resynchronisationstherapie zu berücksichtigen sind

CMR = Kardiale Magnetresonanztomographie (cardiac magnetic resonance);
CRT-D = Kardiale Resynchronisationstherapie mit Defibrillator (cardiac resynchronization therapy defibrillator); CRT-P = Kardiale Resynchronisationstherapie mit Schrittmacher (cardiac resynchronization therapy pacemaker).

[7] ESC Pocket Guidelines. Schrittmacher- und kardiale Resynchronisationstherapie, Version 2021, S. 41, Abbildung 10.

Empfehlungen zum Einsatz der His-Bündel-Stimulation

Empfehlungen zum Einsatz der His-Bündel-Stimulation		
Empfehlungen	Empf.-grad	Evidenz-grad
Bei Patienten, die mit HBP behandelt werden, wird eine auf die spezifischen Anforderungen von HBP zugeschnittene Aggregatprogrammierung empfohlen.	I	C
Bei CRT-Kandidaten, bei denen die Implantation einer Koronarsinus-Elektrode erfolglos ist, sollte HBP als Behandlungsoption zusammen mit anderen Techniken wie der chirurgisch applizierten epikardialen Elektrode erwogen werden.	IIa	B
Bei Patienten, die mit HBP behandelt werden, sollte die Implantation einer RV-Elektrode als „Backup" für die Stimulation in bestimmten Situationen (z. B. bei Schrittmacherabhängigkeit, hochgradigem AV-Block, infranodalem Block, hoher Reizschwelle, geplanter AVJ-Ablation) oder für das Sensing bei Detektionsproblemen (z. B. Risiko von ventrikulärem Undersensing oder Oversensing von Vorhof- oder His-Potenzialen) erwogen werden.	IIa	C
HBP mit einer ventrikulären Backup-Elektrode kann bei Patienten erwogen werden, bei denen eine „Pace-and-ablate"-Strategie schnell übergeleiteter Arrhythmien indiziert ist, insbesondere wenn der intrinsische QRS schmal ist.	IIb	C
HBP kann als Alternative zur RV-Stimulation bei Patienten mit AV-Block und LVEF >40 % erwogen werden, bei denen ventrikuläre Stimulation von >20 % zu erwarten ist.	IIb	C

AVJ = atrioventrikulärer Übergang.

[7] ESC Pocket Guidelines. Schrittmacher- und kardiale Resynchronisationstherapie, Version 2021, S. 44.

Empfehlungen zur Herzschrittmachertherapie nach akutem Myokardinfarkt

Empfehlungen zur Herzschrittmachertherapie nach akutem Myokardinfarkt		
Empfehlungen	**Empf.-grad**	**Evidenz-grad**
Die Implantation eines permanenten Herzschrittmachers ist nach den gleichen Empfehlungen wie in einer allgemeinen Patientenpopulation (Abschnitt 5.2) indiziert, wenn sich ein höhergradiger AV-Block nicht innerhalb einer Wartezeit von mindestens 5 Tagen nach dem MI zurückbildet.	I	C
Bei ausgewählten Patienten mit höhergradigem AV-Block im Zusammenhang mit einem Vorderwandinfarkt und akuter HF kann eine frühzeitige Aggregateimplantation (CRT-D/CRT-P) in erwogen werden.	IIb	C
Eine Herzschrittmachertherapie wird nicht empfohlen, wenn sich der AV-Block nach einer Revaskularisierung oder spontan zurückbildet.	III	B

©ESC

[7] ESC Pocket Guidelines. Schrittmacher- und kardiale Resynchronisationstherapie, Version 2021, S. 46.

Behandlung von Erregungsleitungsanomalien nach Transkatheter-Aortenklappenimplantation

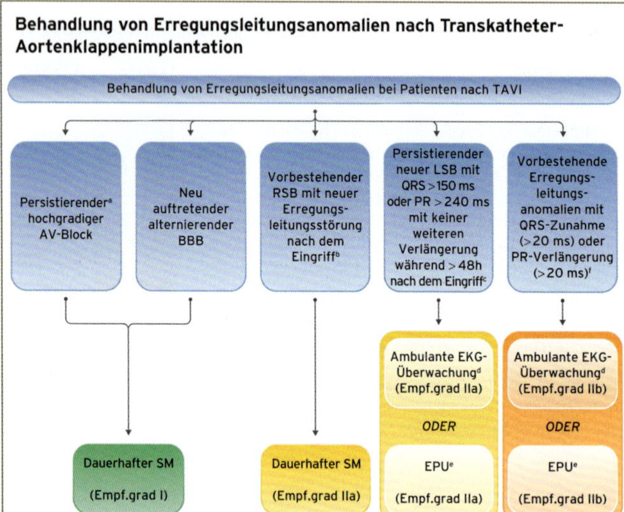

AF = Vorhofflimmern; AV = atrioventrikulär; BBB = Schenkelblock (bundle branch block); EKG = Elektrokardiogramm; EPU = elektrophysiologische Untersuchung; LSB Links-schenkelblock; LVEF = Linksventrikuläre Ejektionsfraktion; QRS = Q-, R- und S-Zacken; RSB = Rechtsschenkelblock; SM = Schrittmacher; TAVI = Transkatheter-Aortenklappen-Implantation (transcatheter aortic valve implantation).

[a] 24–48 Stunden nach dem Eingriff.

[b] Transienter hochgradiger AV-Block, verlängertes PR-Intervall oder QRS-Vektorwechsel.

[c] Zu den Hochrisikoparametern für einen hochgradigen AV-Block bei Patienten mit neu aufgetretenem LSB gehören: Vorhofflimmern, verlängertes PR-Intervall und LVEF <40 %.

[d] Ambulante kontinuierliche EKG-Überwachung über 7–30 Tage.

[e] HV-Intervall ≥70 ms sollte als Argument für eine permanente Stimulation angesehen werden.

[f] Mit keiner weiteren QRS- oder PR-Verlängerung während der 48-stündigen Beobachtung.

©ESC

[7] ESC Pocket Guidelines. Schrittmacher- und kardiale Resynchronisationstherapie, Version 2021, S. 50, Abbildung 11.

Flussdiagramm zur Abklärung der Durchführung der Magnetresonanztomographie bei Patienten mit Herzschrittmachern

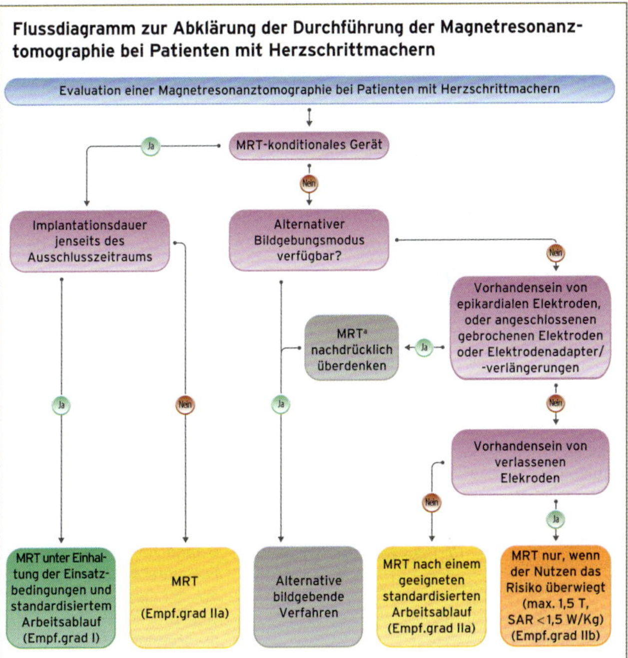

[7] ESC Pocket Guidelines. Schrittmacher- und kardiale Resynchronisationstherapie, Version 2021, S. 62, Abbildung 13.

Perioperatives Management der Antikoagulation bei Schrittmacher-Patienten

Tabelle 8: Management der Antikoagulation bei Schrittmacher-Implantation

	Duale Plättchenhemmung	
	Thromboserisiko nach PCI	
	mittel oder niedrig >1 Monat nach PCI >6 Monate seit akutem Koronarsyndrom bei Index-PCI	**Hoch** <1 Monat nach PCI <6 Monate seit akutem Koronarsyndrom bei Index-PCI
Niedriges Blutungsrisiko beim Eingriff Erstimplantation	ASS fortsetzen UND $P2Y_{12}$-Hemmer absetzen: Ticagrelor spätestens 3 Tage vor der Operation, Clopidogrel spätestens 5 Tage vor der Operation, Prasugrel spätestens 7 Tage vor der Operation.	<u>Elektiver Eingriff:</u> Verschiebung erwägen <u>Andernfalls:</u> • ASS fortsetzen • $P2Y_{12}$-Hemmer fortsetzen
Hohes Blutungsrisiko beim Eingriff Aggregat-Austausch, Aufrüstungs/ Revisionseingriff		ASS fortsetzen UND $P2Y_{12}$-Hemmer absetzen: Ticagrelor spätestens 3 Tage vor der Operation, Clopidogrel spätestens 5 Tage vor der Operation, Prasugrel spätestens 7 Tage vor der Operation. Überbrückung mit GP IIb/IIIa-Hemmern

CrCl = Kreatinin-Clearance; GP = Glykoprotein; INR = Internationale normalisierte Ratio; NOAK = nicht-VKA orale Antikoagulanzien; OAK = orale Antikoagulation; PCI = Perkutane Koronar-Intervention; VKA = Vitamin K-Antagonist.
[a] Ziel-INR im therapeutischen Bereich.

[7] ESC Pocket Guidelines. Schrittmacher- und kardiale Resynchronisationstherapie, Version 2021, Umschlag, Tabelle 8.

NOAK	VKA	OAK+ Plättchenhemmung
...tsetzen oder ...terbrechen nach ...ferenz des ...erateurs. ...nn Unterbrechung, ...nn basiert auf CrCl und ...ezifischem NOAK	Fortsetzen[a]	OAK fortsetzen (VKA[a] oder NOAK). Plättchenhemmung gemäß patientenspezifi-scher Nutzen/ Risiko-Aanalyse absetzen

Arrhythmien in der Schwangerschaft

Therapieempfehlungen bei SVT während einer Schwangerschaft		
Empfehlungen	**Empf.-grad**	**Evidenz-grad**
Bei symptomatischen Frauen mit einer rezidivierenden SVT und aktuellem Kinderwunsch wird eine Katheterablation empfohlen.	I	C
Akuttherapie		
Für Tachykardien mit hämodynamischer Instabilität wird eine sofortige Elektrokardioversion empfohlen.	I	C
Für die Akutkonversion einer SVT werden vagale Manöver und, sollten diese fehlschlagen, die Gabe von Adenosin empfohlen.	I	C
Für eine Akutkonversion oder zur Frequenzkontrolle einer SVT sollte die Gabe eines Beta-1-selektiven Blockers i.v. (ausgenommen Atenolol) erwogen werden.	IIa	C
Wenn Betablocker fehlschlagen, sollte zur Frequenzkontrolle einer AT die Gabe von Digoxin i.v. erwogen werden.	IIa	C
Für die Terminierung von AFL kann die Gabe von Ibutilid i.v. erwogen werden.*	IIb	C
Langfristige Therapie		
Es wird empfohlen, im ersten Trimester einer Schwangerschaft möglichst auf alle Antiarrhythmika zu verzichten.	I	C
Zur Prävention einer SVT bei Patientinnen ohne WPW-Syndrom sollten Beta-1-selektive Betablocker (ausgenommen Atenolol) oder Verapamil (in der vom Arzt präferierten Reihenfolge) erwogen werden.	IIa	C
Zur Prävention einer SVT bei Patientinnen mit WPW-Syndrom und ohne ischämische oder strukturelle Herzerkrankung sollten Flecainid oder Propafenon erwogen werden.	IIa	C

©ESC

Empfehlungen	Empf.-grad	Evidenz-grad
Langfristige Therapie (Fortsetzung)		
Bei fehlender Wirksamkeit von Medikamenten, die die AV-Knoten-Leitungseigenschaften verlangsamen (und darüber das Auftreten von SVT verhindern), sollte bei Patientinnen ohne ischämische oder strukturelle Herzerkrankung die Gabe von Flecainid oder Propafenon erwogen werden.	IIa	C
Wenn Betablocker fehlschlagen, sollte bei Patientinnen ohne WPW-Syndrom zur Frequenzkontrolle einer AT die Gabe von Digoxin oder Verapamil erwogen werden.	IIa	C
Die Gabe von Amiodaron bei schwangeren Frauen wird nicht empfohlen.	III	C
Bei medikamentös nicht behandelbarer und schlecht tolerierter SVT sollte eine Katheterablation (ohne Fluoroskopie) in einem erfahrenen Zentrum erwogen werden.	IIa	C

©ESC

AFL = Vorhofflattern; AT = atriale Tachykardie; AV = atrioventrikulär; SVT = supraventrikuläre Tachykardie; WPW = Wolff-Parkinson-White.

Bei Patientinnen mit einem verlängerten QTc-Intervall ist die Gabe von Ibutilid i.v. kontraindiziert.*

*Ibutilid ist in Deutschland nicht verfügbar.

[3] ESC Pocket Guidelines. Supraventrikuläre Tachykardien, Version 2019, S. 54–55, Tabelle.

Management von Arrhythmien

Empfehlungen	Empf.-grad	Evidenz-grad
Akutbehandlung (intravenöse Medikamentengabe) von SVT und AF		
Für die akute Konversion einer PSVT werden vagale Manöver empfohlen und, falls diese versagen, Adenosin.	I	C
Sofortige elektrische Kardioversion wird für jede Tachykardie mit hämodynamischer Instabilität und für Präexitationssyndrome empfohlen.	I	C
β-1-selektive Betablocker sollten für die akute Konversion einer PSVT erwogen werden.	IIa	C
Ibutilid oder Flecainid können bei stabilen Patientinnen mit strukturell normalem Herzen zur Beendigung von Vorhofflattern und AF erwogen werden.[a]	IIb	C
Langzeitbehandlung (orale Medikamentengabe) von SVT und AF		
β-1-selektive Betablocker oder Verapamil[b] werden zur SVT-Prophylaxe bei Patientinnen ohne Präexzitation im Ruhe-EKG empfohlen.	I	C
Flecainid[c] oder Propafenon[c] werden zur SVT-Prophylaxe bei Patientinnen mit WPW-Syndrom empfohlen.	I	C
β-1-selektive Betablocker werden zur Frequenzkontrolle von AT oder AF empfohlen.	I	C
Flecainid[c], Propafenon[c] oder Sotalol[d] sollten zur Prävention von SVT, AT und AF erwogen werden, wenn Medikamente, die den AV-Knoten blockieren, versagen.	IIa	C
Digoxin[b] und Verapamil[b] sollten zur Frequenzkontrolle von AT oder AF erwogen werden, wenn Betablocker versagen.	IIa	C
Katheterablation mit elektroanatomischen Systemen in erfahrenen Zentren sollte im Fall von medikamentös-refraktären und schlecht tolerierten SVT erwogen werden.	IIa	C

AF = Vorhofflimmern; AT = Vorhoftachykardie; EKG = Elektrokardiogramm; PSVT = paroxysmale supraventrikuläre Tachykardie; SVT = supraventrikuläre Tachykardie

Empfehlungen	Empf.-grad	Evidenz-grad
Akutbehandlung (intravenöse Medikamentengabe) ventrikulärer Tachykardien		
Die sofortige elektrische Kardioversion wird bei anhaltender instabiler und stabiler VT empfohlen.	I	C
Zur akuten Konversion einer anhaltenden, hämodynamisch stabilen, monomorphen VT (z.B. idiopathische VT) sollte ein Betablocker, Sotalol[d], Flecainid[c], Procainamid* oder eine elektrische Überstimulation erwogen werden.	IIa	C
Langzeitbehandlung (orale Medikamentengabe) ventrikulärer Tachykardien		
Ein ICD (bevorzugt 1-Kammer) wird vor der Schwangerschaft empfohlen, falls klinisch indiziert. Wenn die Indikation in der Schwangerschaft auftritt, wird die ICD-Implantation unter echokardiographischer Steuerung oder Mapping empfohlen, insbesondere wenn der Fetus jenseits der 8. SSW ist.	I	C
Betablocker werden bei Patientinnen mit Long-QT-Syndrom oder katecholaminerger polymorpher ventrikulärer Tachykardie während der Schwangerschaft und postpartal empfohlen.	I	C
Betablocker oder Verapamil[b,c] werden zur Prävention von idiopathischen anhaltenden VT empfohlen, wenn diese mit schweren Symptomen oder hämodynamischer Beeinträchtigung verbunden sind.	I	C
Bei idiopathischen anhaltenden VT sollte Sotalol[d] oder Flecainid[c] zur Prävention erwogen werden, wenn andere Medikamente versagen.	IIa	C
Die Katheterablation mit elektroanatomischen Mappingsystemen in erfahrenen Zentren kann bei anhaltenden medikamentös-refraktären und schlecht tolerierten VT erwogen werden, wenn es keine andere Alternative gibt.	IIb	C

©ESC 2018

AT = Vorhoftachykardie; ICD = implantierbarer Kardioverter/ Defibrillator; VT = ventrikuläre Tachykardie.

* Ibutilid und Procainamid sind in Deutschland nicht verfügbar.

[a] Der Kardioversion von AF und Vorhofflattern sollte generell eine Antikoagulation (siehe unten) vorausgehen.

[b] AV-Knoten-blockierende Substanzen sollten nicht bei Patientinnen mit Präexzitation im Ruhe-EKG oder AF eingesetzt werden.

[c] Flecainid und Propafenon sollten mit AV-Knoten-blockierenden Substanzen kombiniert werden für bestimmte atriale Tachykardien; Patientinnen mit strukturellen Herzerkrankungen, eingeschränkter LV-Funktion und Schenkelblock sollten nicht damit behandelt werden.

[d] Antiarrhythmika der Klasse III nach Vaughan Williams sollten nicht bei Patientinnen mit verlängerter QTc eingesetzt werden.

[8] ESC Pocket Guidelines. Kardiovaskuläre Erkrankungen in der Schwangerschaft, Version 2018, S. 49-50.

Empfehlungen während einer Schwangerschaft		
Empfehlungen	**Klasse**	**Evidenz-grad**
Während einer Schwangerschaft wird bei anhaltender VT eine elektrische Kardioversion empfohlen.	I	C
Zur akuten Konversion einer hämodynamisch tolerierten SMVT während einer Schwangerschaft sollte ein Betablocker, Sotalol, Flecainid, Procainamid* oder eine ventrikuläre Überstimulation erwogen werden.	IIa	C
Wenn eine ICD-Implantation während einer Schwangerschaft indiziert ist, wird eine Implantation mit optimalem Strahlenschutz empfohlen.	I	C
Bei Frauen mit LQTS oder CPVT wird die Fortführung von Betablockern während der Schwangerschaft und nach der Entbindung empfohlen.	I	C
Die Fortführung von Betablockern während der Schwangerschaft sollte bei Frauen mit ARVC erwogen werden.	IIa	C
Metoprolol, Propranolol oder Verapamil per os sollten für die langfristige Behandlung der idiopathischen anhaltenden VT während der Schwangerschaft erwogen werden.	IIa	C
Bei Frauen mit hochsymptomatischen rezidivierenden SMVT, die refraktär gegenüber AAD sind oder diese nicht vertragen, sollte eine Katheterablation mit nicht-fluoroskopischen Mapping-Systemen erwogen werden, vorzugsweise nach dem ersten Trimenon.	IIa	C

©ESC

[5] ESC Pocket Guidelines. Ventrikuläre Arrhythmien und Prävention des plötzlichen Herztodes, Version 2022, S. 86-87.

VIII. Sport und Arrhythmien

Empfehlungen für körperliche Belastung bei Personen mit Vorhofflimmern

Empfehlungen für körperliche Belastung bei Personen mit Vorhofflimmern		
Empfehlungen	Empf.-grad	Evidenz-grad
Regelmäßige körperliche Aktivität wird empfohlen, um Vorhofflimmern vorzubeugen.	I	A
Vor Aufnahme sportlicher Aktivitäten wird die Beurteilung und Behandlung von strukturellen Herzerkrankungen, Schilddrüsenfehlfunktionen, Alkohol- oder Drogenmissbrauch oder anderen primären Ursachen des Vorhofflimmerns empfohlen.	I	A
Bei Personen mit Vorhofflimmern, die bereits über einen längeren Zeitraum intensiv Sport treiben, besonders Männer mittleren Alters, wird eine Beratung über die Auswirkungen einer lang anhaltenden intensiven sportlichen Betätigung auf (das Wiederauftreten von) Vorhofflimmern empfohlen.	I	B
Bei Personen mit rezidivierendem, symptomatischem Vorhofflimmern und/oder bei Personen, die aufgrund der Auswirkungen auf die sportliche Leistung keine medikamentöse Therapie wünschen, wird eine Pulmonalvenenisolation empfohlen.	I	B
Bei jeder sportlichen Person mit Vorhofflimmern sollte beim Training die Herzfrequenz (durch Symptome und/oder durch EKG-Aufzeichnung) überwacht und eine angepasste Frequenzregulierung eingeführt werden.	IIa	C
Bei Personen, die keine strukturelle Herzerkrankung haben und die gut mit ihrem Vorhofflimmern leben, sollte Sport ohne antiarrhythmische Therapie erwogen werden.	IIa	C

Empfehlungen	Empf.-grad	Evidenz-grad
Bei Personen mit dokumentiertem Vorhofflattern, die intensiv Sport treiben wollen, sollte eine cavotrikuspidale Isthmusablation erwogen werden, um ein Vorhofflattern mit 1:1-Überleitung zu verhindern.	IIa	C
Bei Personen mit Vorhofflimmern, die intensiv Sport treiben wollen und bei denen eine Therapie mit Antiarrhythmika der Klasse I eingeleitet wurde, sollte eine prophylaktische cavotrikuspidale Isthmusablation erwogen werden, um das Auftreten von Vorhofflattern zu verhindern.	IIa	C
Ohne Nachweis einer adäquaten Frequenzregulierung des Vorhofflimmerns/-flatterns bei starker Belastung wird die Verwendung von Antiarrhythmika der Klasse I als Monotherapie nicht empfohlen.	III	C
Nach Einnahme von Flecainid oder Propafenon als „Pill in the Pocket"-Strategie werden intensive Belastungen vor Ablauf von zwei Halbwertszeiten des Antiarrhythmikums (d. h. bis zu 2 Tagen) nicht empfohlen.	III	C
Sportarten mit direktem Körperkontakt oder Traumagefahr werden für Personen mit Vorhofflimmern, die orale Antikoagulanzien einnehmen, nicht empfohlen.	III	A

©ESC

[9] ESC Pocket Guidelines. Sportkardiologie und körperliches Training für Patienten mit kardiovaskulären Erkrankungen, Version 2020, S. 67–68.

Supraventrikuläre Tachykardie und Wolff-Parkinson-White-Syndrom

Empfehlungen für körperliche Belastung und Sport bei Personen mit paroxysmaler supraventrikulärer Tachykardie und Präexzitation		
Empfehlungen	**Empf.-grad**	**Evidenz-grad**
Bei Personen mit Palpitationen wird eine umfassende Beurteilung zum Ausschluss einer (latenten) Präexzitation, strukturellen Herzerkrankung und von ventrikulären Arrhythmien empfohlen.	I	B
Personen mit PSVT ohne Präexzitation können alle sportlichen Aktivitäten ausüben.	I	C
Bei Leistungs- und Freizeitsportlern mit Präexzitation und dokumentierten Arrhythmien wird eine Ablation der akzessorischen Leitungsbahn empfohlen.	I	C
Bei Leistungs-/Profisportlern mit asymptomatischer Präexzitation wird eine elektrophysiologische Untersuchung zur Beurteilung des Risikos eines plötzlichen Todes empfohlen.	I	B
Bei Leistungs-/Wettkampfsportlern mit PSVT, aber ohne Präexzitation, sollte eine kurative Behandlung durch Ablation erwogen werden.	IIa	C

©ESC

[9] ESC Pocket Guidelines. Sportkardiologie und körperliches Training für Patienten mit kardiovaskulären Erkrankungen, Version 2020, S. 69.

Ventrikuläre Extrasystolen und nicht-anhaltende ventrikuläre Tachykardien

Empfehlungen für körperliche Belastung bei Personen mit ventrikulären Extrasystolen oder nicht-anhaltender ventrikulärer Tachykardie		
Empfehlungen	**Empf.-grad**	**Evidenz-grad**
Bei sporttreibenden Personen mit ≥2 ventrikulären Extrasystolen im Ruhe-EKG (oder ≥1 ventrikulären Extrasystole im Falle von Ausdauersportlern) wird eine gründliche Evaluierung (einschließlich einer detaillierten Familienanamnese) zum Ausschluss struktureller oder arrhythmogener Grunderkrankungen empfohlen.	I	C
Bei Personen mit häufigen ventrikulären Extrasystolen und nicht-anhaltender ventrikulärer Tachykardie wird eine gründliche Untersuchung mittels Langzeit- und 12-Kanal-EKG, Belastungstest und Bildgebung empfohlen.	I	C
Personen ohne familiäre oder strukturelle Grunderkrankung können unter regelmäßiger Re-Evaluation alle Leistungs- und Freizeitsportarten betreiben.	I	C

©ESC

[9] ESC Pocket Guidelines. Sportkardiologie und körperliches Training für Patienten mit kardiovaskulären Erkrankungen, Version 2020, S. 71.

Long-QT-Syndrom

Empfehlungen für körperliche Belastung beim Long-QT-Syndrom		
Empfehlungen	**Empf.-grad**	**Evidenz-grad**
Alle sporttreibenden Personen mit LQTS und Symptomen in der Vorgeschichte oder verlängerter QTc sollten eine Therapie mit Betablockern in Zieldosierung erhalten.	I	B
Sporttreibende Personen mit LQTS sollten QT-verlängernde Medikamente (www.crediblemeds.org) und eine Elektrolytstörung wie eine Hypokaliämie oder Hypomagnesiämie vermeiden.	I	B
Bei Patienten mit genotyp-positivem/phänotyp-negativem LQTS (d.h. <470 ms bei Männern und <480 ms bei Frauen) sollte eine gemeinsame Entscheidung über das Sporttreiben erwogen werden. Dabei sollten Art und Setting des Sports (individuell vs. Mannschaft), Art der Mutation und Umfang der Vorsichtsmaßnahmen berücksichtigt werden.	IIa	C
Personen mit einer QTc >500 ms oder einem genetisch bestätigten LQTS mit einer QTc ≥470 ms bei Männern bzw. ≥480 ms bei Frauen wird das Ausüben hochintensiven Freizeit- und Wettkampfsports, selbst wenn Betablocker eingenommen werden, nicht empfohlen.	III	B
Personen mit LQTS und vorherigem Herzstillstand oder rhythmogenen Synkopen wird das Betreiben von Leistungssport (mit oder ohne ICD) nicht empfohlen.	III	C

©ESC

[9] ESC Pocket Guidelines. Sportkardiologie und körperliches Training für Patienten mit kardiovaskulären Erkrankungen, Version 2020, S. 72.

Brugada-Syndrom

Empfehlungen	Empf.-grad	Evidenz-grad
Bei Patienten mit BrS und rhythmogenen Synkopen und/oder überlebtem plötzlichen Herztod wird eine ICD-Implantation empfohlen.	I	C
Nach der Implantation eines ICD sollte bei Personen, die über 3 Monate nach der ICD-Implantation keine erneuten Arrhythmien hatten, nach gemeinsamer Entscheidungsfindung die Wiederaufnahme von Freizeit- oder Leistungssport erwogen werden.	IIa	C
Asymptomatische Personen mit BrS, asymptomatische Mutationsträger und asymptomatische Sportler, die nur ein induzierbares EKG-Muster aufweisen, können sportliche Aktivitäten betreiben, die nicht mit einer Erhöhung der Körperkerntemperatur auf >39 °C einhergehen (z. B. Ausdauersport unter extrem heißen und/oder feuchten Bedingungen).	IIb	C
Bei Personen mit gesichertem BrS oder phänotypisch-negativen Mutationsträgern werden die Verschreibung von Medikamenten[a], die das BrS bzw. Elektrolytverschiebungen verschlimmern können, und sportliche Aktivitäten betreiben, die die Körperkerntemperatur auf >39 °C erhöhen, nicht empfohlen.	III	C

[a] z. B. www.brugadadrugs.org

©ESC

[9] ESC Pocket Guidelines. Sportkardiologie und körperliches Training für Patienten mit kardiovaskulären Erkrankungen, Version 2020, S. 73.

Nach einer Geräte-Implantation

<table>
<tr><td colspan="3">Empfehlungen für körperliche Belastung bei Personen mit Herzschritt-machern und implantierbaren Kardioverter-Defibrillatoren</td></tr>
<tr><td>Empfehlungen</td><td>Empf.-grad</td><td>Evidenz-grad</td></tr>
<tr><td>Personen mit implantierten Geräten mit/ohne Resynchronisation und entsprechender Grunderkrankung sollten die Empfehlungen in Bezug auf die Grunderkrankung befolgen.</td><td>I</td><td>B</td></tr>
<tr><td>Personen mit Herzschrittmacher, die kein Substrat für tödliche Arrhythmien haben, können sich sportlich betätigen (mit Ausnahme von Kollisionssportarten).</td><td>IIa</td><td>C</td></tr>
<tr><td>Bei Kontaktsportarten sollte durch geeignete Wahl des Ortes der Elektroden- und/oder Geräteimplantation, Polsterung oder Restriktion der sportlichen Aktivität ein direkter Schlag auf das implantierte Gerät verhindert werden.</td><td>IIa</td><td>C</td></tr>
<tr><td>Um eine angemessene Anpassung der frequenzabhängigen Stimulationsparameter, den Ausschluss von Myopotenzialen oder einer elektromagnetischen Inhibition und die Detektion ventrikulärer Arrhythmien zu ermöglichen, sollten während und nach der Wiederaufnahme des Sports Langzeit-EKG und Geräteabfragen erwogen werden.</td><td>IIa</td><td>C</td></tr>
<tr><td>Bei Personen mit einem ICD sollte eine gemeinsame Entscheidungsfindung über die Fortsetzung von intensivem Sport bzw. Leistungssport erfolgen. Dabei sollten die Auswirkungen des Sports auf das zugrunde liegende Substrat, die Tatsache, dass intensiver Sport angemessene und unangemessene Schocks auslösen kann, die psychologischen Auswirkungen von Schocks auf den Sportler/Patienten und das potenzielle Risiko für Dritte berücksichtigt werden.</td><td>IIa</td><td>C</td></tr>
<tr><td>Ein ICD gilt nicht als Ersatz für krankheitsbezogene Empfehlungen, wenn diese Sporteinschränkungen vorschreiben.</td><td>III</td><td>C</td></tr>
</table>

©ESC

[9] ESC Pocket Guidelines. Sportkardiologie und körperliches Training für Patienten mit kardiovaskulären Erkrankungen, Version 2020, S. 74–75.

IX. Fahreignung

Präambel

Diese Pocket-Leitlinie ist eine Stellungnahme der Deutschen Gesellschaft für Kardiologie — Herz- und Kreislaufforschung e.V. (DGK), die Ärzten und Patienten die Entscheidungsfindung zur Fahreignung bei kardiovaskulären Erkrankungen erleichtern soll. Die Empfehlungen basieren auf den im Jahre 2023 vorliegenden Vorschriften der Anlage 4 der Fahrerlaubnisverordnung (FeV), den aktuellen Begutachtungsleitlinien der Bundesanstalt für Straßenwesen (BASt) und den Vorgaben einer Expertenkommission der Europäischen Union. Diese Vorgaben der Expertenkommission der Europäischen Union, veröffentlicht in „New Standards for Driving and Cardiovascular Diseases", die auf dem Wissensstand von 2013 beruhen, sind verpflichtend in den Ländern der Europäischen Union umzusetzen. Da zu den Grundlagen der Verordnungen und Empfehlungen keine wissenschaftlich gut fundierten Untersuchungen, sondern meist retrospektive Beobachtungsstudien vorliegen, wird auf die Angabe von Evidenzen verzichtet.

Diese Pocket-Leitlinie ersetzt nicht die ärztliche Evaluation des individuellen Patienten und die Anpassung der Empfehlung an dessen spezifische Situation. Abweichungen von den Empfehlungen der Begutachtungsleitlinien der BASt, den Vorschriften der Fahrerlaubnisverordnung und den Vorgaben der Expertenkommission der Europäischen Union sind im gut begründeten Einzelfall durch einen Arzt/Facharzt möglich und zu dokumentieren. Dies gilt insbesondere für die in den Tabellen der vorliegenden Pocket-Leitlinie vorhandenen Anmerkungen zu den vorgegebenen Zeiträumen einer fehlenden Fahreignung.

Fahreignung bei Synkopen

Fahreignung bei Synkopen		
	Fahrer der Gruppe 1 (Privatfahrer)	**Fahrer der Gruppe 2 (Berufsfahrer)**
Nach erster Synkope	Keine Einschränkung, wenn kein Hinweis auf sehr hohes Rezidivrisiko	Keine Einschränkung, wenn kein Hinweis auf sehr hohes Rezidivrisiko
Wiederholte (unklare) Synkope	Erneute Diagnostik; Fahreignung frühestens nach 6 Monaten*; Ausnahmebedingungen siehe Empfehlungen für Fahrer der Gruppe 2; Einzelfallbeurteilung	In der Regel keine Fahreignung; Bei rezidivierender Synkope mit geringem Risiko für Auftreten am Steuer kann Fahreignung bestehen; Bei sicherer Verhinderung erneuter Synkopen kann Fahreignung bestehen; Einzelfallbeurteilung

* Aus Sicht der DGK ist dieser Zeitraum individuell festzulegen. Für Details siehe auch Klein et al. Positionspapier Fahreignung bei kardiovaskulären Erkrankungen. Der Kardiologe 2010: 4:441–473.

[10] DGK Pocket-Leitlinien. Fahreignung bei kardiovaskulären Erkrankungen, Version 2023, S. 18, Tabelle 3.

Fahreignung bei Herzschrittmacher (SM)/implantiertem Defibrillator (ICD)

Maßnahme

Z.n. Schrittmacherimplantation oder Schrittmacherwechsel

ICD

Primärprävention

Sekundärprävention

Nach adäquatem Schock

Nach inadäquatem Schock

Nach Aggregatwechsel

Nach Sondenwechsel

Rezidivierende Kammertachykardien

* Aus Sicht der DGK ist dieser Zeitraum individuell festzulegen.

[10] DGK Pocket-Leitlinien. Fahreignung bei kardiovaskulären Erkrankungen, Version 2023, S. 16-1

Fahrer der Gruppe 1 (Privatfahrer)	Fahrer der Gruppe 2 (Berufsfahrer)
Fahreignung bei adäquater Schrittmacherfunktion; Regelmäßige kardiologische Kontrolluntersuchungen	Fahreignung nach 1 Woche* Bei Schrittmacherabhängigkeit, Synkopen in der Anamnese oder Elektrodenwechsel Fahreignung nach 4 Wochen* Nachweis adäquater Schrittmacherfunktion Regelmäßige kardiologische Kontrolluntersuchungen
Regelmäßige kardiologische Kontrollen mit ICD-Überprüfung	
Fahreignung nach 1–2 Wochen*; Bei ICD-Ablehnung besteht üblicherweise Fahreignung	In der Regel nicht geeignet
Fahreignung frühestens nach 3 Monaten bei adäquater ICD-Funktion; Bei ICD-Ablehnung Fahreignung frühestens nach 3 Monaten	In der Regel nicht geeignet
In der Regel Fahreignung nach 3 Monaten	In der Regel nicht geeignet
Fahreignung nach Beseitigung der zugrunde liegenden Ursache	In der Regel nicht geeignet
Fahreignung nach 1–2 Wochen*	In der Regel nicht geeignet
Fahreignung nach 1–2 Wochen*	In der Regel nicht geeignet
Einzelfallbeurteilung; Kardiologische/rhythmologische Untersuchung	In der Regel nicht geeignet

Tabelle 2.

Fahreignung bei bradykarden Arrhythmien

Fahreignung bei bradykarden Arrhythmien
Synkope, die auf weiterhin vorhandene Bradykardie zurückzuführen ist
Bradykardie-bedingte Synkope nach effektiver Behandlung (z.B. Schrittmacher)
AV-Block II (Mobitz) ❯ ohne Synkope ❯ mit Synkope
AV-Block III (angeboren)
AV-Block III (erworben)
Linksschenkelblock/Rechtsschenkelblock/Hemiblöcke ohne Synkopen
Bifaszikuläre Blockbilder mit Synkope

AV = atrioventrikular, SM = Schrittmacher

[10] DGK Pocket-Leitlinien. Fahreignung bei kardiovaskulären Erkrankungen, Version 2023, S. 20–21, Tabelle 5.

Fahrer der Gruppe 1 (Privatfahrer)	Fahrer der Gruppe 2 (Berufsfahrer)
Keine Fahreignung	Keine Fahreignung
Fahreignung gegeben (Auflagen siehe Herzschrittmacher)	Fahreignung möglich (Auflagen siehe Herzschrittmacher)
Fahreignung	Nicht geeignet bis SM-Therapie
Nicht geeignet bis effektive Therapie, in der Regel SM	Nicht geeignet bis effektive Therapie, in der Regel SM
Keine Einschränkung, solange keine Synkope und keine SM-Indikation vorliegt	Fahreignung nur nach SM-Therapie
Nicht geeignet bis effektive Therapie, in der Regel SM; Kardiologische Nachuntersuchung	nicht geeignet bis effektive Therapie, in der Regel SM; Kardiologische Nachuntersuchung
Keine Einschränkung	Keine Einschränkung
Nicht geeignet bis effektive Therapie, in der Regel SM	Nicht geeignet bis effektive Therapie, in der Regel SM

Fahreignung bei tachykarden supraventrikulären Arrhythmien

Fahreignung bei tachykarden supraventrikulären Arrhythmien		
	Fahrer der Gruppe 1 (Privatfahrer)	**Fahrer der Gruppe 2 (Berufsfahrer)**
Synkope, die auf nicht behandelte, noch vorhandene Tachykardie zurückzuführen ist	Keine Fahreignung	Keine Fahreignung
AV-Knoten-Reentry-Tachykardie/ektope atriale Tachykardie, asymptomatische Präexzitation und WPW-Syndrom ❯ ohne Synkope/Präsynkope	Keine Einschränkung	Keine Einschränkung
❯ mit Synkope/Präsynkope	Geeignet nach effektiver Therapie; Kardiologische Nachuntersuchung	Geeignet nach effektiver Therapie; Kardiologische Nachuntersuchung
Vorhofflimmern/-flattern ohne Synkope/Präsynkope	Keine Einschränkung	Keine Einschränkung
Vorhofflimmern/-flattern mit Synkope/Präsynkope	Geeignet nach effektiver Therapie	Geeignet nach effektiver Therapie; Kardiologische Nachuntersuchung

AV = atrioventrikular, WPW = Wolff-Parkinson-White

[10] DGK Pocket-Leitlinien. Fahreignung bei kardiovaskulären Erkrankungen, Version 2023, S. 22, Tabelle 6.

Fahreignung bei ventrikulären Arrhythmien

Fahreignung bei ventrikulären Arrhythmien		
	Fahrer der Gruppe 1 (Privatfahrer)	**Fahrer der Gruppe 2 (Berufsfahrer)**
Ventrikuläre Extrasystolen	Keine Einschränkung	Keine Einschränkung
Nicht-anhaltende Kammertachykardie (NSVT)	Ohne symptomatische Beeinträchtigung keine Einschränkung; Mit Symptomatik Einzelfallentscheidung; Bei Indikation für ICD gelten die ICD-Empfehlungen	Bei fehlender Symptomatik und monomorpher NSVT in der Regel fahrgeeignet; Bei polymorpher NSVT individuelle Entscheidung, kardiologische Nachuntersuchung; Bei Indikation für ICD gelten die ICD-Empfehlungen
Anhaltende Kammertachykardie mit oder ohne Synkope/Präsynkope	Fahreignung möglich, wenn Arrhythmie nach kardiologischer Beurteilung effektiv behandelt; Kardiologische Nachuntersuchung; Bei ICD-Indikation gelten die ICD-Empfehlungen	Fahreignung 3 Monate nach effektiver Arrhythmiekontrolle möglich*; Kardiologische Nachuntersuchung; Bei ICD-Indikation gelten die ICD-Empfehlungen
Kammerflimmern mit ICD-Indikation	siehe ICD Sekundärprävention *(s. Tab. S. 128/129)*	siehe ICD Sekundärprävention *(s. Tab. S. 128/129)*

* Hier sollte die Genese der Rhythmusstörung und die zugrunde liegende Herzerkrankung in die Beurteilung der Fahreignung einfließen. Aus Sicht der DGK ist dieser Zeitraum individuell festzulegen.

[10] DGK Pocket-Leitlinien. Fahreignung bei kardiovaskulären Erkrankungen, Version 2023, S. 23, Tabelle 7.